세상아 비켜라!
성교육, 엄마 아빠가 접수한다.

세상아 비켜라!
성교육, 엄마 아빠가 접수한다.

초판 1쇄 발행 2025년 8월 15일

지은이 이보경
펴낸이 성교육 보자기

펴낸곳 출판사 보자기
출판등록 제2019-000001
주소 경기도 가평군 가평군 상면 샘골길

ISBN 979-11-993432-0-7 03370

Copyright 2025. 성교육 보자기. All rights reserved.
※ 책의 내용 일부 또는 전부를 사용하려면 저작권자의 동의를 받아야 합니다.
※ 책값은 뒤표지에 쓰여 있습니다.

세상아 비켜라!
성교육, 엄마 아빠가 접수한다.

개방과 문란의 경계에서
성과 사랑의 길을 찾다

성교육 보자기

목 차

프롤로그　아들아 딸아~ 성교육은 엄마 아빠가 먼저 할게

01
성교육, 생각보다 쉽고 재미있어요!

1-1 어머! 이런 게 성교육이었어?
1-2 보지는 보물단지고, 자지는 자손단지래
1-3 당황스러운 질문에는 마법의 단어를 써 보세요
1-4 가치와 리얼함, 성교육은 마음과 몸의 교육이에요

02
성교육의 기초부터 제대로 잡자!

2-1 문란? 개방? 성의 진짜 개념부터
2-2 관계의 기본 vs 남녀 관계의 기본, 다를까?
2-3 딸은 두렵고, 아들은 억울하다
2-4 유아동 vs 청소년 성교육, 어떻게 달라야 할까?
2-5 유아동 성교육은 이것 하나면 충분해요!

03
아이들과 실전 티키타카 part1 - 사랑

3-1 성과 사랑은 어떤 관계일까?
3-2 좋아해 vs 사랑해의 차이
3-3 진짜 사랑이란 뭘까?
3-4 이성 교제, 어떻게 해야 할까?
3-5 성관계, 언제 해야 좋을까? 나를 위한 선택!

04
아이들과 실전 티키타카 part2 - 성문화

4-1 야동과 자위, 숨기지 말고 이야기해요
4-2 성매매와 성 상품화, 아이도 알아야 해요
4-3 동거? 결혼? 어떻게 생각할까?
4-4 성폭력, 어떻게 알려 줘야 할까?
4-5 디지털 시대, 성교육도 달라져야 해요

05
성교육 트렌드 거꾸로 보기

5-1 고추? 음경? 뭐라고 부를까?
5-2 "싫어요! 안 돼요!"는 정말 괜찮은 표현일까?
5-3 몽정 파티, 월경 파티를 하던데
5-4 동성애, 젠더 엄마 아빠는 이렇게 생각해

06
전 세계 성 문화, 어디까지 왔을까?

글로벌 성 혁명의 흐름 속에서 우리 아이 지키기

07
진실한 성과 사랑의 [문화대국]

에필로그   나의 길은 내가 선택한다

프롤로그

아들아 딸아~
성교육은 엄마 아빠가 먼저 할게

이 책을 세상 모든 엄마, 아빠와 함께 나누고 싶습니다.

세상의 희망은 아이들이고,
그 희망을 키우는 사람은 바로 엄마 아빠입니다.
그래서, 부모가 더 큰 희망입니다.

부모가 되고 나서, 세상이 완전히 달라졌습니다. 한 생명을 책임져야 할 상황이 되니 그동안 한 번도 느껴 보지 못한 두려움과 그에 상응하는 용기가 생겨났습니다. 그 용기는 뭐든 해낼 수 있다는 자신감이 아니라 '내가 가진 두려움을 이 아이를 위해 이겨 낼 수 있어!'라는 강렬한 마음이
었습니다. 남녀의 사랑이 생명을 걸 만큼 강렬하다지만 아이

를 사랑하는 부모의 마음, 부모를 사랑하는 아이의 마음만큼 깊고 지속적인 감정은 없다고 생각합니다.

사람이 세상에 태어나고 삶을 살아가는 의미가 다양한 경험을 통한 인격의 성장에 있다면 아이를 낳고 부모가 되는 것은 가장 위대하고 강력한 성장의 경험입니다. 부모가 된다는 것은 무엇과도 비교할 수 없는 수준의 인간관계를 만들어 주는 동시에 끝없는 사랑의 경험으로 나를 인도해 주었습니다.

그러나 최고의 가치가 있다는 것은 그 가치를 지키는 데 그만큼의 어려움과 고통 그리고 노력이 따른다는 말과 일맥상통합니다. 부모는 아이들을 위해 더 나은 사람이 되고, 더 나은 세상을 만들어 가길 간절히 원하게 됩니다. 아이가 살아갈 세상을 조금이라도 나은 세상으로 만들기 위해서는 부모가 된 나를 세상 속으로 더 깊이 밀어 넣어야 한다는 걸 알게 되었습니다.

이제, 우리가 해야 할 일은 분명합니다. 문란과 개방의 경계에서 아이들이 길을 잃지 않도록 엄마, 아빠가 먼저 다가가서 도와줘야 합니다. 거창한 일을 해 주라는 의미가 아닙니다. 실제로 아이들이 살아가면서 경험하게 될 여러 가지 성에 대한 생각들과 고민들이 나를 가장 소중하게 여기는 부모님의 입을 통해, 행동을 통해 생활 속에서 보고, 듣고 느끼고 경험할 수 있다면 얼마나 좋을까요? 얼마나 행복한 아이로 자랄까요? 그런 날을 기대하며 이 글을 씁니다.

앞으로 제가 해 나갈 일들이 세상의 많은 부모님들께 도움이 되기를 간절히 바라며, 그날을 위해 저도 늘 함께 배우고 성장하겠습니다. 우리 아이들을 위해 영화 속 주인공처럼, 아이들이 열광하는 '슈퍼히어로'가 되어 건강한 성과 사랑의 문화로 세상을 바꿔 볼까요?

그 길로 가기 위해 가장 먼저 해야 하는 일.

아들아 딸아~
성교육은 엄마 아빠가 먼저 할게.
그리고
세상아 비켜라!
성교육, 이제 엄마 아빠가 접수한다.

01
성교육, 생각보다 쉽고 재미있어요!

어머! 몰랐어.
이런 게 성교육이었어?

성교육이 쉽고 재미있을 수 있을까요?
네! 가능합니다!

많은 부모님들은 성교육이 부끄럽고 어려운 주제라고 느낍니다. 우리는 언제부터 성이라는 단어만 들어도 어색하고 조심스러워졌을까요? 잠시 이 글을 읽는 걸 멈추고 그 시작을 한번 떠올려 보세요.

저는 성교육이 정말 재미있습니다.
물론 저는 성교육 강사니까 당연할 수도 있겠죠.

하지만 시작은 아주 개인적인 질문에서였습니다.
"나는 어떤 성과 사랑을 해야 하지?"
사람들에게 드러나는 성과 사랑은 너무 가볍고, 때로는 왜곡돼 보였습니다. 그 안에서 방황하며 상처받는 아이들을 보며, 제 마음도 같이 아팠습니다.

"아이들이 행복했으면 좋겠다."
막연한 그 바람은 곧 질문이 되었습니다.
"어떻게?"

아이들이 행복하려면
엄마 아빠가 행복해야 한다.
엄마 아빠가 행복하려면
결국 남녀의 사랑이 바르게 가야 한다.
아, 성과 사랑이 그 답이구나.

그때부터 저의 성교육은 시작되었습니다. 그리고 첫 수업은 한 남자중학교에서의 실습이었습니다. 정말 재미있었어요. 아이들의 반짝이는 눈빛, 웃음 속에 숨겨진 진지함.

"SEX 하면 뭐가 떠오르니?"
"합체요!"
"로봇 합체? 오~ 그럴듯한데!"

아이들과 웃으며 나눈 이 첫 대화가 아직도 잊히지 않습니다. 성교육은 저에게 단순한 직업이 아니라, 살면서 가장 보람되고 재미있는 일이 되었습니다. 지금도 죽을 때까지 이 일을 하고 싶다는 생각을 합니다. 성이라는 주제에는 정말 다양한 감정들이 섞여 있습니다.

부끄러움, 슬픔, 두려움, 이 세상에 작은 아이를 내놓은 엄마 아빠로서 느끼는 공포에 가까운 감정까지. 너무나 많은 부정적인 감정 속에서 성에 소중함, 좋은 느낌, 즐거움, 행복 등을 찾아 주는 게 참 어렵게 느껴질 겁니다. 그런 부분을 아이에게 자연스럽게 이야기하는 건 역시 쉽지 않습니다. 그래서 막상 아이에게 성에 대해 말하려 하면 말문이 막히고, 어떻게 해야 할지 몰라 망설이게 됩니다.

성이라는 주제가 절대 가벼워질 수는 없지만 너무 무겁지 않게 성에 대한 일반적인 이야기로부터 풀어 가 보면 어떨까요? 그냥 성에 대해 궁금한 일반 사람들의 이야기, 나에 대해 먼저 생각해 볼까요?

"나에게 성이란 어떤 의미일까?"
"나는 성에 대해 어떤 생각을 갖고 있을까?"

 왜 우리는 평상의 대화처럼 자연스럽게 성에 대해 말하지 못할까요? 성은 삶에 있어서 굉장히 중요한 부분인데도 대화의 주제로 올리기가 어려운 이유는 무엇일까요?

 우리는 몸에 대한 무수히 사소한 이야기를 하며 살고 있습니다. 머리가 길다, 짧다. 머릿결이 좋다, 나쁘다, 눈이 크다, 작다, 코가 높다, 낮다, 입술, 인중, 얼굴 등…. 머~리 어깨 무릎 발 무릎 발~ 톱까지도 쉬이 우리의 대화의 주제가 됩니다.

 보이는 것만 그런가요? 보이지 않는 몸속 기관들의 상태, 건강에 대해서도 밤을 새워도 모자랄 만큼 끝없이 이야기를 나누죠. 게다가 어디가 안 좋거나 문제가 생기면 누군가에게 물어보고 상담을 하고 의견을 나눕니다. 몸에 좋은 음식을 찾아 먹고, 제품을 사용하고, 이상하면 주저 없이 병원도 갑니다. 그런데 왜 성기나 성에 대해선 말도 꺼내기 힘들까요? 왜 이렇게 불편할까요? 이런 단어들을 한번 떠올려 보세요.

-생식기, 페니스
-음경, 음순
-고추, 잠지
-자지, 보지
-좆, 씹

느낌이 어떤가요? 생식기, 페니스, 음경, 음순은 왠지 모르게 괜찮습니다. 나쁘지 않습니다. 그래도 내 입으로 말하긴 좀 어색하고 부끄럽기도 하신가요?

고추, 잠지는 유아 스타일 같을 수도 있고….
자지, 보지 뭔가 좀…… 그런가요?
좆, 씹은 어떤가요? 미간에 인상을 쓰고 있지는 않은가요?

어떤 단어는 괜찮게 느껴지고, 어떤 단어는 불쾌하거나 민망하게 느껴지죠? 단어 하나에도 우리가 가진 감정이 얼마나 얽혀 있는지를 여실히 보여 줍니다.

우리는 성에 대해 "참 많이도 불편해한다"는 사실을 인정해야 합니다. 그리고 아이들에게는 이렇게 자연스럽게 물어볼 수 있어야 합니다.

"어디가 불편하니?"
"무엇이 어려워?"

청소년이 되면 성적인 욕구는 당연히 생깁니다. 그 욕구를 어떻게 바라봐야 할지, 어떻게 조절해야 할지를 부모가 먼저 대화를 통해 알려 줘야 하지 않을까요?
서로 동의하지 않으면 범죄가 되고, 성관계를 하면 임신을 할 수 있으니 피임을 해야 한다. 이렇게만 말하면 동의와 피임 이게 가장 중요해 보입니다. 하지만 그 전에 먼저 '성은 무엇인가', '사랑은 무엇인가'를 이야기해 보아야 합니다. 그 이야기를 가장 믿을 수 있는 사람, 바로 부모님과 나눈다면 어떨까요?
이렇게 말해 보는 걸로 시작하는 겁니다.

"성은 단순히 몸과 관련된 게 아니라,
사람과 사람 사이의 소중한 관계야."

우리는 성에 대해 좋은 말을 들어 본 적이 거의 없습니다. 그러니 아이들에게 자연스럽게 말하는 것이 어렵습니다. 이건 당연한 거예요. 우리의 잘못이 아닙니다. 하지만 지금 이 책을 함께 읽고 있는 우리는, 그 어려운 길을 용기 내어 걸어가기로 마음먹은 사람들입니다. 부정적인 경험도 괜찮습니다. 그걸 인정하고, 이해하고, 따뜻하게 안아 줄 수 있다면 그게 바로 건강한 성교육의 시작이 될 것입니다.

저는 성교육을 하면서 성기나 음경, 음순보다 '생식기'라는 단어를 가장 자주 씁니다. '생명을 담는 그릇'이라는 뜻이 너무 아름답기 때문이에요. 어른들에겐 조금 낯설 수 있지만, 아이들은 그대로 받아들입니다. 단어 하나가 아이의 성 인식을 만듭니다. 그리고 그 단어를 처음 말해 주는 사람이 바로 엄마 아빠라면, 그것만큼 든든한 시작이 또 있을까요?

그런 의미에서 이 책에서도, 생식기라는 단어를 쓰도록 하겠습니다. 여러분의 성 인식을 바꾸는 것에도 조금이나마 도움이 될 수 있도록요.

보지는 보물단지고,
자지는 자손단지래.

•
•
•

　성교육을 하면서 지금의 남편을 만났습니다. 제가 성교육 강사이긴 했지만 실제, real로는 남자를 잘 몰랐고 특히 남자의 몸이나 생식기에 대해서는 깊게 생각해 본 적이 없었습니다.

　여자인 저는 사춘기 시절, 남자의 생식기가 참 징그럽다고 생각했어요. 많은 십 대 여학생들이 그렇게 느끼지 않을까요? 부드러운 곡선으로 이루어진 사람의 몸에서, 어떻게 저렇게 갑자기 툭 튀어나온(갑툭튀) 어색하게 생긴 게 있을 수 있지? 하는 생각이 들었죠.
　아… 진짜, 처음엔 너무 비호감이었어요.

평소에도 낯설고 어색했는데, 발기된 모습을 보면 더더욱 이상하게 느껴졌어요. 제 몸에서는 도저히 볼 수 없는, 완전히 다른 세계의 생명체 같았거든요. 한마디로 말하자면,

"외계인 같다."

정말 그렇게 생각했어요, 진심으로요.

결혼을 하고 나서, 생활 속에서 자연스럽게 마주하게 된 남편의 생식기는 생각보다 훨씬 신기했어요. 말랑말랑하다가도 어느 순간 단단해지고, 몸의 중앙 통제를 받지 않고 제멋대로 움직이는 '자율적인 특별 구역' 같았죠. 여자인 제가 보기엔 정말 낯설고도 특별한 존재였는데, 그런 생식기가 남자에겐 그냥 일상이라는 게 참 놀라웠어요.

잠잘 때 무심코 생식기를 만지고 있는 모습도 처음엔 도통 이해가 안 됐어요. '원래 그런가 보다…' 하면서 넘기긴 했지만, 내가 직접 겪어 보지 않은 남자의 몸을 백 퍼센트 이해할 수 없다는 건, 당연한 일이더라고요. 그렇다면 남자들은 생식기에 대해 어떤 경험들을 하

며 자라날까요?

그 답은 아이들을 키우면서 조금씩 알게 되었어요. 아들들의 성장 과정을 지켜보니, 정말 신기하더라고요. "완전 절친이구나!" 이런 말이 절로 나올 만큼요.

아들, 남자 아기에게 생식기는 베프(best friend)같았어요.

저는 아들의 생식기를 '음경'보다는 '고추'라고 불러요. 아이를 키워 보니까, 그 말이 제일 자연스럽고 귀엽고 딱 어울리더라고요. 처음 태어난 아기의 작은 고추는 꼭 손가락 같았어요. '작은 손가락이 하나 달려 있는 것 같네.' 하고 생각했죠. 아기가 자라면서 자신의 몸에 대해 점점 더 호기심을 가지게 됩니다. 손가락을 빨고, 발가락을 만지며, 몸 곳곳을 탐색하지요.

그렇다면 아기에게 고추는 어떨까요?
얼마나 신기하게 느껴질까요?
세상 모든 것이 새롭고 놀라운 아이의 눈에, 생식기도 마찬가지로 신비롭게 다가올 겁니다. 자연스럽게 만져 보기도 하고, 장난감처럼 재미있어하기도 하지요. 잠에 들었을 땐, 아이나 아빠나 무심코 손을 팬티 안에 넣고 자는 모습이 닮아 피식 웃음이 나기도 합니다.

커 가면서 신기한 순간을 발견하면 '엄마 이것 봐 커졌어!'라고 상태도 이야기해 주고 보여 주기도 합니다. '엄마 꼬추가 너무 아파' 하며 다른 신체 부위처럼 일상적으로 말을 꺼낼 수 있는 것이 아들입니다.

아들들을 키우면서 남자가 성장하는 과정을 보았습니다. 그리고 알게 된 것은,

'아…! 생식기와의 친근감이 여자들과는 완전히 다르구나!'

여자가 느끼는 자기 생식기와의 관계, 그 친밀감은 남자와는 정말 다른 것 같아요. 엄마들? 자기 생식기를 본 적이 있으신가요? 성교육을 하면서도 여성의 생식기, 내 생식기를 본다는 게 굉장히 어색했어요. 우리 몸의 구조상 겉으로 잘 보이지 않다 보니, 평소에도 의식하지 않게 되고 자연스럽게 거리감이 생기더라고요. 그

래서 성인이 되어서야 '이제는 한번 봐야겠다'는 마음으로 조용한 날, 거울을 들고서야 처음 내 몸을 직접 마주하게 되었어요. 여자에겐 거울이라는 도구가 필요할 정도로, 스스로의 생식기를 보기가 어렵죠. 남자와는 다를 수밖에 없는 거예요.

그리고 그때 들었던 솔직한 첫 감정은, '헉… 이건 생각보다 더 낯설고 복잡하다… 비호감이다. 남자들이 이걸 좋아한다는 게 신기하네.' 그런 마음이었어요.

반면, 남자들은 어떤가요? 본인의 생식기를 들여다보고 만지는 일이 하루에도 몇 번씩은 자연스럽게 일어나잖아요. 화장실에서도, 씻을 때도, 자면서도, 심심할 때도… 일상 속에서 아주 익숙하게 함께하죠.

이처럼 신체 구조만 보아도, 여자와 남자는 자기 몸과 맺는 관계가 전혀 다르다는 걸 알 수 있어요. 여자는 상대적으로 거리감이 있고, 남자는 자연스럽게 가까워질 수밖에 없는 구조죠. 이런 점을 곱씹어 보다가 문득 이런 생각이 들었어요. 남자는 몸을 통해 '신체의 세계'를 더 잘 이해하게 태어났고, 여자는 마음을 통해

'감정의 세계'를 더 잘 이해하게 태어났을지도 모른다는 것. 그래서 서로의 다름을 배우고 채워 주면, 정말 멋진 관계가 될 수 있겠다는 생각을 했어요. 물론 모든 사람이 다 그런 건 아니겠지만, 대체로 그렇다는 이야기지요.

대학교 시절, 성교육 실습을 나가기 전 선배 언니에게 인상 깊은 이야기를 들은 적이 있어요. 아동 성교육 동화책을 보여 주었는데, 거기엔 사랑하는 남녀가 관계를 맺는 장면이 귀엽고 따뜻한 그림체로 표현되어 있었대요. 그 그림을 본 유치원 아이들이 입을 모아 이렇게 말했답니다.

"우와~ 아름다워요!"

어떤 의미인지 이해가 되시나요? 성에 대해 부정적인 관념도, 왜곡된 경험도 없는 순수한 아이들의 눈엔, 사랑이 담긴 성의 모습이 아름답게 느껴졌던 거예요.

성교육 동화 속에서 사랑하는 엄마 아빠가 꼭 안아 주는 장면, 따뜻하게 몸을 맞대는 모습이 아이들에게 불편하게 보일까요?

오히려 자연스럽고 소중한 사랑의 모습으로 느껴질 수 있지 않을까요? 그래서 저는 이렇게 생각해요. 아이들의 눈으로 시작해야 한다고요.

자신의 몸을 신기하게 바라보는 그 시선으로, 질문이 많고 궁금한 게 많은 그 마음으로, 편안하게 이야기하고 싶은 주제가 되어야 한다고 생각해요. 성은 멀고 어려운 것이 아니라, 누군가를 따뜻하게 안아 주고 싶은 마음, 나를 소중히 여기는 마음에서 시작되는 것이라고 아이들이 느낄 수 있게 말이에요.

제가 결혼하기 전, 첫 조카가 다섯 살쯤이었어요. 제 아들도 네 살, 다섯 살 무렵이면 엄마 아빠의 몸을 신기하게 바라보고 궁금해하곤 했는데, 여자아이인 조카도 마찬가지더라고요.

어느 날 언니에게 전화가 왔어요.

"요즘 유빈이가 아빠랑 목욕하면,
아빠 생식기를 정말 유심히 보고 궁금해해."

그래서 제가 그림책을 하나 추천해 줬어요.

아이들 성교육에는 그림책만큼 좋은 게 없거든요. 리얼한 사진이 아닌, 귀엽고 따뜻한 그림체로 남녀의 몸을 소개하고, 엄마 아빠의 사랑, 책임, 결혼과 부부 관계를 자연스럽게 연결해 주는 방식이 아이들에게 부담 없이 다가가는 가장 좋은 방법이라고 생각해요.

언니가 먼저 그 책을 읽어 줬고, 제가 집에 갔을 때 한 번 더 같이 읽었어요. 아이의 눈빛은 초집중 그 자체였죠. 정말 진지하게 보더라고요. 아이들이 몸에 대해, 성에 대해 궁금해하는 건 정말 본능이구나 싶었어요. 책을 다 읽고 난 조카가 제게 말했어요.

"나는 커서 아빠랑 결혼할 거야."

이럴 때 살짝 고민이 되죠. '그저 귀엽다'고 웃으며 넘길까, 아니면 아이의 마음을 지켜 주면서도 현실을 알려 줄까? 마침 성교육 동화책을 막 읽은 후였기에, 사랑과 관계에 대한 개념을 자연스럽게 알려 줄 수 있는 좋은 기회라 생각했어요. 그래서 이렇게 대화를 이어 갔죠.

"아빠는 엄마랑 결혼했잖아."

"그럼 엄마는 이모부랑 결혼해."
"근데 이모부는 이모랑 결혼했어."
조카는 눈이 동그래지더니 울상이 되어 말했어요.

"그럼 나는 누구랑 결혼해!!!"
너무 귀엽지 않나요?
그래도 아이의 마음을 다독여 주고 싶어서, 이렇게 말해 줬어요.

"이모도 어렸을 때는 이모의 아빠랑 결혼하고 싶었어. 이모부가 어디 있는지 몰라서 그렇게 생각했던 거지. 유빈이가 나중에 만나서 사랑하고 결혼할 사람도 지금은 서로 모르지만 멋지게 커서 만나게 될 거야. 걱정하지 마. 아빠보다 더 멋질지도 몰라~"

그렇게 말해 주자 좀 안정이 됐습니다. 그만큼 아이들은 성에 대해 진지하게 호기심을 가져요. 그리고 다음 해에도, 또 그다음 해에도 그 책을 함께 읽었습니다. 시기에 따라 생각도 달라지고 질문도 달라지기 때문입니다.

이제 아홉 살, 여섯 살 두 아들을 키우며 5살부터 성교육 그림책을 함께 읽고 있습니다. 아이들은 몸에 대해, 성에 대해 늘 집중하며 진지한 눈빛을 보입니다. 아이의 성장과 함께 고민하는 이 시간도 참 즐겁고 흥미롭습니다.

"생식기는 생명을 기르는 그릇이라는 뜻인데, 여자 생식기는 보물단지, 남자 생식기는 자손단지라고 부르기도 한단다. 예쁜 뜻이지?"

모든 아이들과 성에 대해, 생식기에 대해 아름다운 이야기를 함께 만들어 가면 좋겠습니다. 아이의 마음으로 성에 대한 질문과 호기심을 이해하려고 생각해 보세요. 그러면 마음이 따뜻해지고, 자연스레 미소 짓게 됩니다.

당황스러운 질문에는
마법의 단어를 써 보세요.

좋은 교육은 쉽고 단순해야 한다고 생각합니다. 특히 성교육은 사람과 사람 사이에 지켜야 할 소중한 것들을 배우는 과정이기에, 어렵고 복잡할수록 오히려 삶의 진실에서 멀어질 수 있습니다.

지식적인 부분을 알려 주는 건 사실 가장 쉬워요. 성기 구조나 몸의 기능, 피임이나 성병 같은 것들은 "우리 같이 찾아볼까?" 하고 가볍고 즐겁게 이야기를 시작하면 되거든요.

진짜 중요한 건, 가치관이 필요한 질문들입니다.
이럴 때 정말 유용한 마법의 단어가 있어요. 너무 단순해서 "에

이~ 그게 뭐야~" 싶을 수도 있지만, 막상 써 보면 정말 효과적이에요.

그건 바로바로 [건강한]이라는 말이에요. 어떤 질문이든 이 단어를 기준으로 생각해 보면, 자연스럽게 방향이 잡혀요.

> 건강한 섹스
> 건강한 야동
> 건강한 자위
> 건강한 관계
> 건강한 이성 교제

"건강한 OOO란 뭘까? 생각해 보자~"

이렇게 말하면 부모님 입장에서도 훨씬 마음이 편해져요. 아이에게 어떤 기준을 알려 줘야 할까 고민될 때는, 이렇게 말해 주세요.

"그게 너의 몸과 마음에 건강한 방향인지 한번 생각해 보자."
저는 실제로 야동이나 자위 문제로 힘들어하는 아이들(물론 어른들도요!)을 만날 때 이렇게 이야기합니다.

"그렇게 영상 많이 보고 나면 기분이 어때? 자위를 자주 하고 나면 몸은 어떤 것 같아? 기운이 나고 상쾌해?"

(그리고 이때, 따뜻한 미소도 함께요!)

사실 다른 사람에게 털어놓을 정도로 고민하는 아이들은 본인도 이미 알고 있어요. 지금 몸도, 마음도 지쳐 있다는 걸요.

"그렇다면 지금은 조금 조절이 필요한 시기야. 무엇이든 몸이나 마음에 해롭다면 그건 잘못된 방향인 거거든. 자위도 생활에 활력을 줄 만큼만 하는 게 좋아. 일상이 힘들고 무리가 간다면, 조절이 필요한 거야."

이렇게 천천히, 하지만 확실하게 알려 주는 거죠. 야동과 자위에 대한 구체적인 이야기는 뒤에서 더 자세히 다룰게요. 아주 중요한 주제니까요. 그러니까 꼭 기억해 주세요. 마법의 단어! 우리가 아는 바로 그 단어, 우리가 함께 나아가고 싶은 방향.

건. 강. 한 OOO!

우리 아이가 몸과 마음이 건강하게 자라기 위해서,
우리는 어떤 이야기를 해 주면 좋을까요?

"몸도 마음도 건강한 OOO를 하기 위해선 어떤 방법이 필요할까?"

가치와 리얼함,
성교육은 마음과 몸의 교육이에요

성교육은 성에 대한 리얼함과 사랑의 가치관을 함께 알려 주어야 합니다. 그래서 성과 사랑, 몸과 마음에 대한 이야기를 항상 함께 나눠야 해요.

우리 세대와 그 이전 성교육에는 몸 공부도 마음 공부도 없었죠. 저도 정자와 난자가 만나는 장면을 만화로 본 기억이 납니다. 성교육인데도 성도 없고, 사랑도 없었어요. 오직 정자와 난자만 있었죠. 그렇다면 지금 아이들의 성교육은 어떨까요? 그나마 몸에 대한 교육은 조금씩 충실해지고 있어요. 남자의 몸, 여자의 몸, 피임, 성적 자기 결정권 같은 주제들이 넓게 다뤄지고 있죠. 하지만 문제는, 아이들이 아직 결과를 책임질 수 없는 나이인데도, '피임하고 동의하면 성관계를 해도 된다'는 식으로 받아들일 수 있다는 거예요. 이건 정말 우려되는 부분입니다.

　사랑이 기반이 된 관계를 충분히 이야기한 다음에야, 피임과 성관계, 자기 결정권을 이야기할 수 있어요. 사랑 없는 성관계가 얼마나 공허하고 허무한지, 어른인 우리는 누구보다 잘 알고 있습니다.

　섹스는 스포츠나 오락과는 달라요. 하지만 요즘 서구 사회의 문화 속에선 젊은 남녀의 섹스가 마치 가벼운 오락처럼 그려집니다. 예전에 우연히 본 한 영상이 떠오릅니다. 미국의 한 대학 기숙사였는데, 남녀 학생들이 다 벗은 채 술을 들고 웃고 있고, 그들 앞에서 섹스를 하는 커플들이 있었어요. 정말 충격적이었죠. 너무 가볍게 여겨지는 섹스의 모습이요.

　또 하나, 넷플릭스에서 봤던 '오티스 상담소'라는 드라마도 그 예시로 꼽을 수 있겠습니다. 성 상담사 엄마를 둔 고등학생 아들이 학교에서 성 상담을 하며 벌어지는 이야기예요.

사랑과 우정, 성장이 함께 그려지지만, 그 속엔 너무 많은 가벼운 섹스와 동성애 장면이 포함돼 있어요. 겉으론 따뜻한 메시지를 담고 있지만, 그 안에 숨어 있는 가벼운 성 문화가 걱정됐습니다.

우리나라의 성 문화도 이런 서구 문화를 빠른 속도로 따라가고 있어요. 기준 없는 개방이 문란함과 뒤섞여서, 우리 아이들이 문란함을 쿨하고 멋진 것이라 착각할까 봐 정말 걱정됩니다.

자, 그래서 우리는 이제부터 어떤 성교육을 해야 할까요? 기본 개념부터, 다시 함께 생각해 봐요.

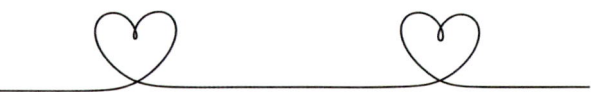

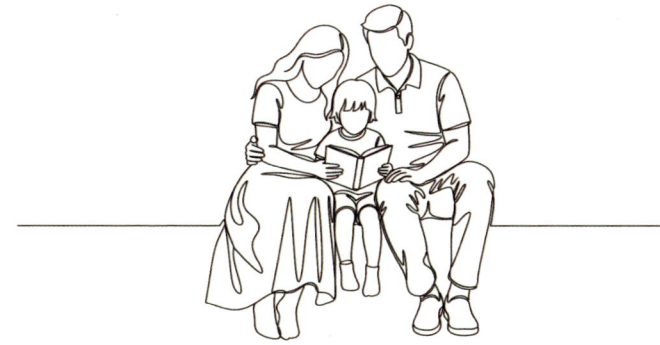

02

성교육의
기초부터 제대로 잡자!

문란? 개방?
성의 진짜 개념부터

자, 정말 중요한 이야기, 시작해 볼까요?

우리는 지금부터 성 문화를 바라보는 관점, 즉 문란함과 개방성의 차이를 함께 살펴보려 해요. 사실 성에 관련된 많은 문제들이 이 차이점을 제대로 알지 못해서 생기는 경우가 참 많거든요.

그 차이점이 뭘까요?
이 글을 읽기 전에 여러분의 생각을 잠깐 정리해 보세요.
☞ 성이 [문란하다]는 건 무엇일까?
☞ 성이 [개방됐다]는 건 어떤 의미일까?

'성이 개방됐다'는 말을 우리는 자주 듣습니다. '개방'이라는 단어는 보통 긍정적인 의미로 받아들여지기 때문에, 성이 개방된 게 좋은 건지 나쁜 건지 헷갈릴 수밖에 없죠.

지금도 주변에 자유로운 성관계를 하는 친구들을 보면 "그 친구 정말 개방적이야~"라고 말하곤 해요. 그런데 그게 정말 개방일까요, 혹은 문란함일까요? 앞으로 이 책에서 제가 경험한 생생한 일화들을 나눠 볼 거예요. 함께 이야기 나누고 생각해 볼 수 있는 좋은 기회가 되겠죠.

여러분의 경험 속에서도 떠오르는 장면이 있다면 꼭 적어 두세요. 아이들과 대화할 때 큰 도움이 될 거예요. 혹시 딱 떠오르는 이야기가 없다면, 걱정 마세요. 제가 들려줄 '카니발과 콘돔' 이야기부터 같이 들어 보면 되니까요.

제게는 [개방]이란 단어를 들으면 생각나는 곳이 있습니다. 2006년 말, 좋은 기회로 남미에 가서 2년 동안 그곳에서 성교육을 했는데요. 너무나 소중하고 좋은 경험이었어요. 제가 중남미 나라

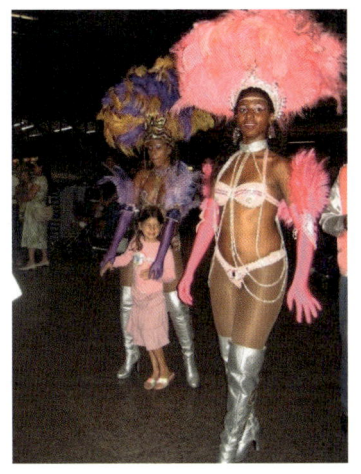

중 처음으로 도착한 나라는 바로 '브라질'이었습니다.

혹시 브라질에 어떤 것이 유명한지 알고 있나요? 축구, 삼바, 카니발, 열정 등 이런 활동적인 단어와 장면들이 주로 떠오르죠. 브라질에서 삼바 축제, 즉 카니발은 정말 대단한 규모로 열립니다. 제가 만난 브라질 친구는 일을 하면서도 카니발을 준비하기 위해 매주 정기적으로 악기 연습을 하러 다녔습니다. 저도 몇 번 따라가 봤는데, 악기 연습과 화려한 의상, 장식을 준비하는 모습이 참 인상 깊었어요. 난생처음 보는, 새로운 문화였죠.

제가 브라질 상파울루에 도착했을 때, 공항에는 화려한 카니발 복장을 입은 여성들이 서 있었어요. 비키니 수준의 옷을 입고, 색색의 깃털과 반짝이는 보석으로 장식한 키가 엄청 큰 그 여성들이 환하게 웃으며 사람들에게 다가가 사진을 찍어 주고, 무언가를 전해 주고 있었어요.

그게 뭐였을까요?
꽃? 광고지?
바로 [콘돔]이었습니다.
제 손에 꼭 쥐여 주던 그 콘돔.
정말 문화적인 충격이 아닐 수 없었습니다.

"와! 남미가 엄청 개방적이라더니 장난이 아니구나!
길거리에서 콘돔을 막 나눠 주다니, 정말 대단해!"

저는 그 콘돔을 숙소까지 고이 들고 가서 까 봤어요. 그때까지 저는 콘돔을 사 보거나 직접 만져 본 적이 없었거든요. 신기한 마음이 들면서도 동시에 궁금증이 생겼습니다. '왜 공항에서 굳이 콘돔을 나눠 주는 거지? 여기는 성관계를 국가에서 장려하나? 뭐지, 다른 남미 국가들도 이런가?'

외국에서는 자녀가 청소년이 되면 콘돔을 준비해 주는 것이 당연하다지만, 왜 하필 공항에서? 그래서 저는 현지 친구에게도 물어보고, 인터넷으로도 검색을 하며 이유를 찾아보았습니다.

'월드컵 베이비'라는 말을 들어 봤을 겁니다. 그처럼 '카니발 베이비'도 있습니다. 축제는 사람을 들뜨게 하고, 그만큼 성적으로도 자유롭고 열정적으로 표현할 수 있는 분위기를 만듭니다. 섹스는 분위기에 따라 꽤 많이 좌우됩니다. 브라질에서는 특히 카니발 기간에 젊은 사람들과 외국 관광객들이 많이 유입되면서 성관계나 성매매가 빈번해지고, 이로 인한 성병—특히 에이즈—전염이 확산될 것을 우려해 정부에서 이를 막기 위해 콘돔을 나눠 주는 것이었습니다.

"아, 그렇구나! 이제야 이해가 간다!"

'지난 1일 개막한 세계인의 축제 브라질 카니발. 올해도 브라질 정부가 카니발 기간에 맞춰 콘돔을 대량 배포하고 있다. 현지 언론에 따르면 올해 브라질 보건부가 준비한 콘 은 모두 1억 400만 개. 보건부는 리우데자네이루와 상파울루 등 삼바 카니발이 열리는 주요 도시에서 콘돔을 무료로 나뉘 주고 있다. 주요 대상은 15~49세 청소년과 성인이다. 보건부 관계자는 '즐거운 축제를 맞아 (성병 예방에 대한) 긴장이 풀리기 쉽다.'라며 '성관계를 통해 병이 전염되는 걸 최대한 억제한다는 취지로 매년 콘돔을 준비해 무상으로 배포하고 있다.'라고 설명했다.[1] 이 내용은 2024년 기사에서도 어김없이 확인할 수 있었습니다.

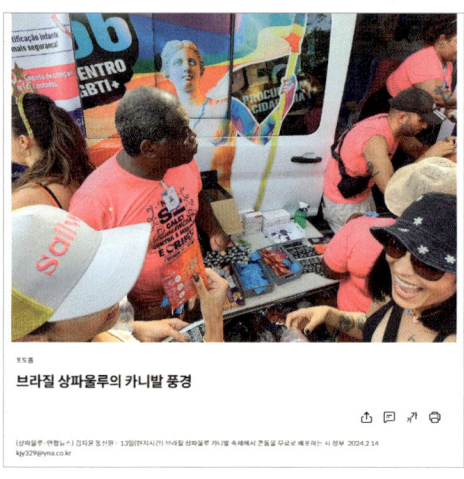

[2] (상파울루=연합뉴스) 김지윤 통신원 = 13일(현지시간) 브라

---

[1] "화려한 브라질 카니발, 콘돔 1억400만개 뿌려", 나우뉴스, http://nownews.seoul.co.kr/news/newsView.php?id=20140304601001
[2] "브라질 상파울루의 카니발 풍경", 연합뉴스, https://www.yna.co.kr/view/PYH20240214003200009

질 상파울루 카니발 축제에서 콘돔을 무료로 배포하는 시 정부.
2024.2.14.

자, 이 기사를 보고 어떤 생각이 드시나요? 공공장소에서, 그것도 정부가 주도적으로 콘돔을 나눠 주는 이 장면은 사람들에게 어떤 메시지를 줄까요?

저는 기사에서 언급된 '15세부터'라는 연령대에 시선이 꽂혔습니다. 우리나라로 치면 중학교 3학년, 정말 어린 나이죠.
'이 나이부터 성관계를 할 수 있다고 공식적으로 인정하는 분위기인가?' 하는 생각이 먼저 들더군요.

성병 예방과 피임을 위한 콘돔 사용을 더 이상 미룰 수 없다는 판단에서 결정된 정책이겠지요. 물론 브라질에서는 이런 청소년기의 성도 자연스럽고 개방적인 문화로 여기는 사람들이 많을 것입니다. 하지만 저는 이런 문화 속에서 자란 아이들이 과연 성에 대해 어떤 가치관을 갖게 될지 궁금해졌습니다.

"성관계는 그냥 할 수 있는 것, 책임은 콘돔이 지는 것."
혹시 이런 식으로 인식하지는 않을까요?

우리나라도 최근엔 학교에서 피임과 성병 예방 교육을 실질적으로 진행하고 있습니다. 아이들이 수업 시간에 직접 콘돔 끼우는 법을 배우기도 하고요. 물론 이러한 교육이 성인이 되기 전 고학년에게는 현실적으로 필요하다는 점에는 어느 정도 동의합니다. 하지만 초등학교부터 실습을 하는 것에는 반대하며 무언가 중요한 게 빠진 교육이라고 생각합입니다.

'성관계의 핵심은 무엇인가?'
그건 바로 사람과 사람 사이의 '관계'입니다. '사랑'이 우선되어야 하는 것이지요. 그런데 지금 교육에서는 '관계와 사랑'이 빠져 있어요.

"내 몸의 주인은 나이고, 내가 결정하고 내가 책임져야 해. 성관계를 갖더라도 임신과 성병을 예방하기 위해 피임을 꼭 해야 해." 굉장히 당연하게 들리는 이야기이고 군더더기가 없어 보입니다.

하지만 정말, 이것만으로 충분할까요? 아이들이 스스로를 지켜내기에, 이 정도의 교육만으로는 턱없이 부족합니다.

그래서 여전히 아이들이 성 관련 사건의 가해자가 되기도 하고, 피해자가 되기도 하지요. 문제는 아이들만의 문제가 아니라, 아이들을 지도해야 할 어른들부터가 기준을 잡지 못하고 있다는 것입니다.

많은 부모들이 성에 대해 이야기하길 꺼리고, 교육자들조차 방향성을 잃은 경우도 많습니다. 그래서 저는 성교육의 핵심은 반드시 '가치 지향적'이어야 한다고 생각합니다.

윤리와 도덕이 사람 사이의 도리를 가르치듯, '성'이라는 주제 역시 사람과 사람 사이의 관계에 기반해야 한다는 것이지요. 단순한 지식 전달이 아니라, 서로를 존중하고 배려하는 관계의 도리, 그 가치를 올바로 짚어주는 교육이 필요해요.

피임 교육을 하기 전에 성이란 무엇인지, 남녀의 성과 사랑은 어떤 의미인지, 우리가 인생에서 어떤 성과 사랑을 만들어 가야 할지 함께 고민하고, 스스로 길을 찾아가게 해야 해요. 그렇지 않고는 아이들의 성과 사랑을, 삶을 올바른 방향으로 이끌 수 없어요.

모든 삶에 대한 고민과 교육은 '왜?'와 '어떻게?'로 질문하며 생각해 봐야 해요. 성과 사랑에 대해서도 마찬가지예요. 우리의 성과 사랑의 문화가 [왜] 이렇게 되었고, [어떻게] 만들어 가야 하는지 고민해야 해요.

이때, 성의 '개방'과 '문란'이라는 개념을 확실히 알아 두면 도움이 될 거예요. '성이 개방됐다', '성이 문란하다'는 어떤 뜻인지 볼까요? 많은 사람들이 두 가지를 혼동하는 만큼, 먼저 사전적 의미를 함께 알아봐요.

[개방/됐다.(되다)/]
문이나 어떠한 공간 따위를 열어 자유롭게 드나들고 이용하게 됨. 금하거나 경계하던 것을 풀고 자유롭게 드나들거나 교류하게 됨, 열어 놓음.
[문란하다]
도덕, 질서, 규범 따위가 어지러움.

사전적 의미에 따르면 '개방'이라는 건 '열려 있다, 소통하다'는 본질적인 의미를 가지고 있는 거겠죠. 이렇게 보면 '개방'과 '문란'은 전혀 다른 의미가 됩니다.

자, 이것을 '성'에 적용해 봅시다.

성에 대해 '열려 있고, 소통할 수 있는 문화'가 만들어져야 합니다. 이게 진정한 '개방'의 의미예요. 성은 우리가 태어난 근본이자, 남녀가 나뉘어 사회를 구성하고 관계를 맺고, 사랑하고 가정을 이루게 만드는 필수 요소입니다. 이렇게 중요한 주제를 아이들에게 민망하다고 쉬쉬하고 모른 척한다면, 아이들이 성을 밝고 긍정적으로 인식할 수 있을까요? 절대 불가능한 일입니다.

이제는 성에 대해 자유롭고 열린 소통이 필요합니다. 그리고 그 소통 속에서 아이들이 올바른 가치관을 찾아갈 수 있도록 도와줘야 해요. 하지만! 성은 결코 문란해져서는 안 됩니다. 사람다움의 기준을 잃지 않아야 해요.

저는 학교 다닐 때 윤리, 도덕 과목이 지루하고 별로라고 생각했어요. 그런데 나이가 들수록 윤리와 도덕이 참 소중하게 느껴지더라고요. 쉽게 말하자면, 윤리와 도덕은 '인간으로서의 도리'를 지키는 거니까요. 성 역시 사람 사이에 지켜야 할 도리가 있어요. 그리고 그 도리를 지키지 않으면 나와 상대방 모두에게 큰 상처가 될 수 있죠. 그래서 성이 기준 없이 문란해지면 안 됩니다. 사람 사이가 진실되지 않은 사회에서, 아이들은 무엇을 보고 배울 수 있을까요?

다시 한번 정리할게요. 성에 대한 모든 주제와 이야기는 열린 소통이 필요합니다. 하지만 문란해지지 않기 위해선 그 속에 반드시 이런 중심 질문이 있어야 해요. "어떻게 하면 나와 상대를 위해 가장 좋은, 건강한 성과 사랑이 될까?" 이 질문을 중심에 두고, 윤리적이고 도덕적인 기준 속에서 함께 고민하고 이야기해 봐요.

성에 대한 모든 주제를 개방된 분위기 속에서 자유롭게 소통해야 합니다. 그렇지만 성은 관계의 문제이기 때문에 기준 없이 문란해지지 않도록 주의가 필요합니다.

아이들에게도 쉽고 재미있게 이야기해 줄 방법으로 여러 가지 예를 들어 주면 더 좋을 겁니다. 엄마 아빠의 경험이나, 아니면 스토리텔링을 할 이야기를 찾아봐도 좋습니다. 제가 여기 써 놓은 사례들도 적극 이용해 주세요.

관계의 기본
vs
남녀 관계의 기본, 다를까?

　정말 명확하고 단순하게 말하자면, 인간관계의 기본으로 여기는 미덕들이 남녀 관계에서는 잘 지켜지지 않는 것이 가장 큰 문제입니다. 우리는 어떤 인간관계를 추구하나요? 어떤 사람을 인격적인 사람이라 생각하나요? 신뢰와 믿음이 바탕이 된 관계, 책임질 수 있고 신뢰할 수 있는 사람을 우리는 인격적인 사람이라고 여깁니다. 우리 인생에서 가장 중요한 관계에서 원하는 것도 바로 이런 미덕들입니다.

　친구에게, 가족에게 바라는 것—진실함, 정직함, 믿음, 신뢰, 책임—이 바로 우리가 원하는 관계의 모습이지요.

가족의 사랑, 친구 간의 우정, 모두 사랑의 다른 모습일 뿐 본질은 같습니다. 남녀 간의 관계도 마찬가지입니다. 그런데 왜 남녀 사이에서는 우리가 중요하게 여기는 '관계의 기준'이 쉽게 무너질까요? 믿는 도끼에 발등 찍히는 관계를 원하나요? 뒤통수치는 친구나 가족을 원하나요? 절대 그렇지 않지요.

그런데 왜 남녀 관계에서는 이런 일들이 일상처럼 보일까요? 믿음과 신뢰를 저버리는 일이 때론 아무렇지 않은 일처럼 보이기도 하지요. 남녀 사이니까 당연한가요? 어렵기 때문인가요? 아닙니다. 절대 아닙니다.

요즘은 순간의 감정에 솔직하고, 그 순간 최선을 다하는 게 '사랑'이라고 말하기도 해요. 하지만 그건 편하게 섹스를 하고 싶어서 만들어낸 말장난일 뿐입니다. 우리 모두 알고 있잖아요. 남녀의 사랑이 지키기 어렵다는 걸요. 주변에서, 혹은 내 삶 속에서 사랑이 얼마나 힘든지를 경험하고 있으니까요.

하지만 어렵다고 해서 사랑의 본질까지 왜곡할 수는 없습니다.

부모가 자녀를 사랑하는 마음은 끝이 없고 조건이 없습니다. 물론 자녀를 버리거나 학대하는 부모도 있고, 우리도 때로는 조건적으로 아이를 대할 때가 있지요. 하지만 곧 반성하고 더 나은 부모가 되려 노력합니다.

<u>우리가 부족하고 미성숙하다고 해서, 부모가 자녀를 사랑하는 그 '마음의 본질'이 바뀌는 건 아닙니다.</u>

삶이라는 망망대해 속에서, 사랑은 등대와 같습니다.

**사랑은
언제나,
어디서나,
같은 '사랑'입니다.**

그러니 우리가 원하는 그 사랑을 남녀 간에도 해야 하는 것입니다. 그 사랑이 너무 힘들기 때문에 우리가 더 쉽고 즐겁게 가는 좋은 방법을 찾을 수는 있지만, 사랑 자체를 회의적으로 보거나 오염시키면 안 됩니다. 사랑의 본질은 변하지 않습니다. 그리고 우리는 그 본질을 가르쳐 줘야 합니다. 이 사랑의 기준은 누군가를 평가하고 비난하려는 것이 아니라, 우리가 방향성을 잃지 않도록 도와주는 것입니다. 마치 망망대해 속에서 길을 밝혀 주는 등대처럼요.

요즘 세상은 모든 것에 대해 "그럴 수도 있어"라고 말하는 게 가장 좋은 교육이라는 듯 말합니다. 모든 다름을 인정해야 한다는 '관용'이 전부인 것처럼 여겨지기도 하지요. 요즘 세상은 젠더의 종류가 50가지가 넘고, 그 모든 것을 존중해야 한다고 말합니다. 남성이 여성 탈의실이나 화장실에 들어가 "나는 여자야"라고 말하면, 그걸 받아들여야 한다고 합니다. 미국 캘리포니아에서는 미성년 아이의 성전환 수술을 반대한 부모의 양육권을 박탈하는 법안이 통과되기도 했습니다. 이제는 부모가 자녀를 보호하려는 행동조차 '차별'로 간주되는 시대가 되었습니다. 실제로 학술적, 사회운동적, 플랫폼마다 젠더의 정의가 다르고, Facebook 같은 글로벌 기업에서는 50~72가지의 젠더 옵션을 제공했다는 것이 사실입니다. 심지어 일부 젠더 이념 커뮤니티에서는 100개 이상의 젠더가 존재한다고 주장합니다. 이것이 정말 모두를 위한 인권일까요, 아니면 특정 이념을 강요하는 건 아닐까요?

사회는 아이들을 보호하고 올바르게 키워야 할 책임이 있습니다. 그런데 오히려 사회가 아이들을 혼란 속으로 밀어 넣고 있습니다. 그래서 우리 부모들이 더욱 정신을 바짝 차려야 합니다. 그렇지 않으면 아이들은 그 혼돈 속에서 길을 잃고, 회복하기 어려운 상처를 입게 될 수 있습니다. 성과 사랑에 대한 교육은 인간에 대한, 인간관계에 대한 교육입니다. 그렇기에 우리는 어떤 관계를 추구할 것인지에 대한 분명한 방향성을 가져야 합니다. 단순한 정보 전달이 아니라, 분명한 가치를 담은 [가치 지향적] 교육이 되어야 합니다.

딸은 두렵고, 아들은 억울하다.

●
●
●

여러분은 성에 대해 어떤 기억을 가지고 계신가요?
여러분의 이야기도 궁금하지만, 먼저 제 이야기를 들려드릴게요.

누구나 성장 과정에서 성과 관련된 어떤 기억들이 있죠. 저 역시 그래요. 어릴 적부터 부모님은 종교적 신념에 따라 아주 강력하게 One Love를 강조하셨어요. 영어로 들으면 멋있어 보이지만, 한국말로 하면 바로 '혼전·혼후 순결'과 '일부일처제'예요. 자, 숨을 크게 들이쉬고 한 번에 읽어 볼까요?

"인생의 목표는 사랑하는 한 사람과 한 가정을 이루고 자녀를 낳아 키우는 것이다. 두 사람이 사랑을 약속하고 결혼하는 순간부터 영원까지 그 약속을 함께 지키는 것이 가장 고귀한 인생의 목적이기에, 혼전과 혼후에 몸과 마음의 순결을 지켜야 한다!"

 이 문장을 읽고 있으면 숨이 차고, 어쩐지 가슴이 막히는 기분이 들지 않나요? 저는 이런 부모님의 교육 앞에서 고민하고 고뇌할 수밖에 없었어요. '아… 이건 아닌데… 나 진짜 쉽게 질리는 스타일인데… 한 남자랑 평생을 살라니… 이건 불가능해 보인다.' 어린 나이였지만, 정말 막막하고 답답했어요.

 게다가 부모님 사이가 그렇게 행복해 보이지 않았던 것도 그런 생각에 부채질했어요. 남녀 간 사랑이나 부부 관계의 친밀감보다는, 그냥 열심히 사시는 모습, 무거운 삶의 책임을 감당하며 살아가시는 모습이 더 강하게 느껴졌거든요. 물론, 지금은 완전히 다르게 이해하게 됐지만요.

 기억이 잘 나지 않을 법한 연령대에도 강하게 남아 있는 몇몇 기억들이 있어요. 초등학교 1~2학년 즈음이었을 거예요. 그때 오빠가 5, 6학년 정도 됐던 것 같아요. 어느 날 또래보다 키가 멀대같이 큰, 지금 생각하면 왠지 어리바리한 느낌의 오빠 친구가 우리 집에 놀러 왔어요. 그 오빠가 계단에서 제게 장난인지 뽀뽀인지 모를 행동을 했어요. 그때의 느낌은 단순히 입술에 침이 묻었다는 찝찝함으로 남아 있었어요.

그저 '이게 뭐지?' 싶었고, 그냥 그런가 보다 하고 지나갔죠. 그런데 커서 보니 그 기억이 그냥 지나간 게 아니었어요. 아주 강하게 머릿속에 남아 있었더라고요. 몇 년이 지나 중학교 2학년 때, 우리가 다른 지역으로 이사 간 뒤에도요. 전화벨이 울리고, 오빠를 찾는 목소리가 들렸을 때—그 짧은 시간에 얼굴, 이름, 느낌까지 다 기억났으니까요.

-아! OO 오빠다!

무언가 또렷하게 각인되어 있는 기억과 느낌, 그리고 목소리까지. 아무것도 아닌 게 아니었던 거죠. 그때 그 오빠는 어린 나한테 왜 그랬을까요? 역시 어린이였던 그 오빠도 매우 계획적인 어떤 의도나 생각이 있는 행동은 아니었을 거라 생각합니다.

설령 계획된 일이라고 해도 '호기심'이라고 말할 수밖에 없는 일이었겠지요. 시간이 지나, 고등학생 때는 더 무서운 경험도 있었어요. 학교를 마치고 부모님이 운영하시는 식당이었던 1층 가게에 들렀다 2층인 집으로 올라가려고 가게와 연결된 쪽문을 열었습니다. 문을 닫으려고 하자 누군가 따라 나왔고 그대로 문이 닫혔습니다. 술 취한 아저씨가 문이 닫히는 순간 따라 들어왔어요. 저는 얼어붙었고, 수많은 생각이 스쳐 지나갔어요.

'이 층으로 뛰어 올라가야 하나, 저 사람이 따라오면 어쩌지…' 그 아저씨가 저를 끌어안긴 했지만 다행히 그대로 쪽문을 통해 나갔어요. 20대 때 지하철에서 치마를 입은 내 다리를 자기 다리처럼 만졌던 아저씨도 기억이 납니다.

그리고, 가끔 아주 어렸을 때도 생각나요.

희미하게 떠오르는 장면은, 아마 다섯 살이나 여섯 살쯤의 일이었을 거예요. 그때 저는 방 안에서 병풍이 쳐져 있는 공간에서, 동네에 저보다 조금 더 나이가 많은 언니들과 함께 놀고 있었어요. 그 장면은 조금 이상해요. 병풍 뒤에 숨어서 옷을 벗고, 위아래로 누워 있는 놀이였죠. 제가 언니들을 보고 따라 했던 건지, 그냥 그 자리에 있었던 건지는 잘 기억이 나지 않아요. 하지만 나중에 커서 생각해 보니, 아마 언니들이 성관계 장면을 흉내 낸 거였던 것 같아요. 부모님이나 TV, 영화 같은 곳에서 우연히 본 걸 따라 해 본 거겠죠.

왜 그랬을까요? 아마도, 단순한 '호기심'이었을 거예요. 아이들이 가진 자연스러운 궁금증이 그렇게 표현된 거겠지요. 그런 경험 하나만으로 모든 것을 판단할 수는 없지만, 시간이 지나면서 성에 대한 더 많은 이야기들을 친구들과 사람들을 통해 듣게 되었어요.

그리고 대부분 여자아이들이 들려주는 이야기는… 한마디로 표현하자면, '더럽고 불쾌한 경험'이라는 인상이 많았어요.

중학교 때, 한 친구는 택시를 탔는데 택시 기사 아저씨가 자신의 다리를 아래부터 위까지 훑으면서 만졌고, 야산으로 데리고 가서 성폭행을 당할 뻔했는데, 겨우 도망쳐 나왔다고 했습니다. 그 친구는 자신이 그 사람을 피하기 위해서 어떻게 몸부림쳤는지를 행동으로 보여 줬었어요.

고등학교 때, 교복을 입고 걸어가는 친구의 가슴을 움켜쥐고 도망간 남학생 이야기, 직장을 마치고 집으로 가는 골목에서 친구의 치마를 끌어 내리려고 했다던 변태 남 이야기. 어떻게 모두가 그런 경험을 하는지 신기할 따름입니다.

반대로 남자의 경험도 들어 봤어요. 어릴 때 어린 자신의 성기를 사촌 누나가 자신의 성기에 막 비볐던 경험. 왜 그랬는지 아직도 궁금하다고 이야기하더군요.

성에 관련된 어릴 적 기억은 남녀를 막론하고 상쾌하지가 않습니다. 때가 아닌 때에 원치 않는 경험들은 의문만을 남긴 채 기억 속에 묻힙니다. 그리고 여전히 거기에 있습니다. 그러다 어느 날 강렬한 느낌과 함께 불쑥 생각나곤 하지요. 제가 만난 남자아이들의 경험도 참 웃픕니다.(웃긴데 슬프다는 뜻) 여자와는 또 다른 방향의 경험이지요.

한 남자아이는 학교에서 친구들이랑 성에 대한 이야기를 하다가 SEX라고 이야기했다고 지나가던 선생님에게 다짜고짜 잡혀가 기합에 벌점까지 받았다고 합니다. 또 한 남자아이는 저녁에 집으로 가던 길, 좁은 골목길에서 앞서가던 여성이 갑자기 뒤돌아보며 호신용 스프레이를 겨눴다는 이야기를 들려주었어요. 그 아이는 단지 집에 가던 길이었을 뿐인데 말이지요. 그때 너무나도 당황스럽고 억울했다고 했어요. 여성의 입장에서는 충분히 이해가 되지만, 남학생의 입장에서도 얼마나 황당하고 마음이 복잡했을까요?

요즘 세상에서 남성은 때때로 '잠재적인 위험'으로 인식되곤 하니까요. 하지만 대부분의 남성들은 욕구를 스스로 잘 조절하며 건강한 삶을 살아가고 있습니다.

우리는 살아오면서 다양한 경험을 통해 성에 대한 왜곡된 인식을 자연스럽게 갖게 되었습니다. 성은 생명을 탄생시키는 소중한 것이지만, 현실 속에서 성은 너무 가볍게 다뤄지거나 부끄러운 것으로, 때로는 위험하고 두려운 이미지로 자리 잡고 있어요. 이러한 현실 속에서 우리는 아이들에게 어떤 성교육을 해야 할까요?

우리 딸들이 더 이상 두렵지 않게,
우리 아들들이 더 이상 억울하지 않게,
우리가 먼저 건강한 성 문화를 만들어 가야 합니다.

유·아동 성교육 vs 청소년 성교육 어떻게 달라야 할까?

유아, 아동, 그리고 사춘기 청소년에게 필요한 성교육은 같을 수 없습니다. 성 발달 단계에 따라 접근 방법도, 다뤄야 할 내용도 달라야 하니까요.

무엇보다 아이들은 '보호받아야' 합니다. 정확히 말하면, 왜곡되거나 자극적인 성 문화로부터 보호받을 권리가 있습니다. 특히 유아기와 아동기는 성에 대한 이미지나 인식이 처음 만들어지는 중요한 시기입니다. 이 시기의 아이들이 성적으로 자극적인 정보에 노출되지 않도록 어른들이 적극적으로 지켜 줘야 합니다.

반면, 정보 통제가 어려운 청소년 시기에는 현실적인 문제를 다루는 구체적인 성교육이 필요합니다. 하지만 그마저도 접근 방식은 섬세해야 합니다. 내용이 아무리 중요하더라도 아이의 발달 수준을 고려하지 않으면, 오히려 해가 될 수 있기 때문입니다.

예전에 한 기사를 읽은 적이 있어요. 한 초등학교에서 성교육 강사님이 낙태 영상을 보여 줬는데, 너무 충격을 받은 몇몇 아이들이 정신과 상담을 받게 되었다는 이야기였습니다. 안타깝지만, 충분히 일어날 수 있는 일입니다.

저도 비슷한 경험이 있어요. 저희 부모님 댁은 유명 관광지 근처에 있어서 주말이면 사람들이 북적입니다. 가족, 연인, 친구들이 놀러 오고, 여러 단체들이 나와 홍보도 하죠. 어느 날부터 그곳에 파룬궁이라는 단체에 대해 알리는 홍보물이 전시된 적이 있어요.

중국 정부로부터 탄압받는 현실을 알리기 위해 고문당하는 장면이 담긴 큰 사진들이 늘어서 있었지요. 저도 보면서 마음이 참 무겁고 불편했어요. 그런데 그 사진을 아이가 본다면 어떨까요? 실제로 한 행인이 아이도 볼 수 있는 장소에서 이런 장면을 노출하는 건 부적절하다고 항의하는 모습을 봤습니다. 그분들의 뜻은 충분히 이해합니다. 세상의 부조리함을 알리고 싶었겠지요. 하지만 아무것도 모르는 어린아이들에게 그런 잔혹한 장면을 지금 꼭 보여 줘야 할까요? 그건 교육이 아니라 폭력입니다. 어린 마음에 씻기 힘든 충격을 줄 수 있는 정신적 폭력입니다. 연령에 맞지 않는 충격적이거나 자극적인 교육은 절대 하지 않도록 조심해야 합니다.

성교육 역시 마찬가지입니다. 그래서 유아와 아동에게는 사랑스럽고 따뜻한 그림, 예쁜 언어를 활용해 '성', '사랑', '가족'의 가치를 긍정적으로 알려 주는 것이 먼저입니다. 그렇게 아이들은 '내 몸은 소중하다', '사랑은 따뜻한 거구나' 하는 감정을 자연스럽게 먼저 배우게 됩니다.

물론, 성폭력 예방 교육은 반드시 필요합니다. 하지만 아이들이 앵무새처럼 "안 돼요. 싫어요. 도와주세요."만 외치는 교육은 되도록 지양했으면 합니다. 저희 아이도 4살부터 싫은 게 있으면 노래하듯 그 말을 계속 반복하곤 했어요. 그런데 이런 방식은 정작 실제 범죄 상황에서는 큰 도움이 되지 않고, 오히려 일상이나 전혀 위협이 아닌 상황에서 남발되는 경우가 많았습니다. 성교육에 '정답'

이 있을까요? 저는 엄마, 아빠, 선생님, 그리고 우리 어른 모두가 끊임없이 더 좋은 방향을 찾아가야 한다고 믿습니다. 성교육은 '전달'이 아니라 '함께 배우고 고민하는 과정'이니까요. 현실적인 예로, 낯선 사람에게서 아이가 스스로를 지킬 수 있는 말은 이런 표현이 될 수 있습니다.

"지금 엄마(아빠)랑 만나기로 해서 집에 가야 해요. 안 가면 엄마(아빠)가 저를 찾으러 올 거예요."

곧 어른이 등장할 거라는 메시지를 자연스럽게 전하는 말이죠. 이런 문장은 낯선 사람에게 경계심을 주면서, 아이 자신을 보호하는 데 효과적입니다. 또, 아이와 함께 잘 아는 가게로 이동하기, 그 자리에서 부모님과 전화 연결해 보기, 상황별 시뮬레이션 놀이도 아주 좋은 성교육입니다. 실제 상황을 가정해 보면서 아이가 몸으로 익힐 수 있게 도와주는 거죠. 아이의 연령에 맞는 성교육을 고민할 때, 한 가지 비유가 떠오릅니다. 바로 아이가 자라면서 음식을 배우는 과정입니다. 태어난 아기는 위장이 아주 약하죠. 그래서 이유식을 시작할 땐 어떻게 하나요? 패스트푸드나 가공식품을 먹이진 않잖아요. 쌀미음부터 시작해 부드러운 채소, 과일, 고기 등…

 천천히, 하나씩, 아이의 위장이 소화할 수 있도록 조절해 가며 경험하게 합니다. 아이들이 자라면 더 이상 좋은 것만 골라 줄 수는 없지만요. 사회의 다양한 자극 속에서 결국은 아이 스스로 선택해야 할 때가 옵니다. 그때를 위해 필요한 건 미리 기준을 세워 주는 것입니다.

'자연에서 온 건강한 음식이 우리 몸에 좋다'는 개념처럼, 좋은 자극과 나쁜 자극을 스스로 구분할 수 있는 '내면의 감각'을 키워 줘야 합니다. 예를 들어, 좋은 음식을 먹었을 때 내 몸이 어떻게 반응하는지, 반대로 기름지고 자극적인 음식을 먹었을 때는 어떤 느낌이 드는지, 그 미묘한 차이를 관찰하고 느끼는 능력을 키우는 것이 중요합니다.

 성교육도 마찬가지입니다. 유아와 아동기에는 좋은 것을 많이, 깊이, 자주 접하도록 도와줘야 합니다. 자연스럽게, 반복적으로 성에 대해 이야기해 주세요. 성기는 '부끄러운 것'이 아니라 '소중한 나의 몸'이라는 메시지를 담아 말해 주세요. 아이가 물어보는 모든 순간이 바로 기회입니다. 그때마다 성과 사랑, 몸과 가족에 대해 건강한 언어로, 따뜻하게 대화를 이어 가면 됩니다. 그렇게 아이는 성에 대해 '두려운 것'이 아니라 '알아가야 할 소중한 부분'으로 받아들이게 됩니다.

그것이 진짜 아이를 위한 성교육입니다.

부모를 통해 스킨십의 긍정적인 경험을 많이 하게 해 주세요. 그 따뜻한 감각을 많이 쌓아 두면, 반대로 불편하거나 낯선 느낌이 들었을 때 '이건 뭔가 다르다'고 스스로 느낄 수 있습니다. 타인의 행동이 나를 소중하게 생각하는 것인지, 진심으로 존중하는 것인지 그 감정을 섬세하게 구분할 수 있는 감각을 키워 주는 것. 이것이 아주 중요한 성교육의 시작입니다.

아이는 자라고, 부모는 점점 환경을 통제할 수 없게 됩니다. 그때를 대비하려면, 일상 속에서 끊임없이 '건강한 성과 사랑'이 무엇인지 자연스럽게 나누는 대화가 꼭 필요합니다.

정리하자면, 유아·아동기 아이들에게는 성과 사랑에 대해 '초긍정 마인드'를 심어 주는 것이 무엇보다 중요합니다. 부모의 따뜻한 스킨십, 애정 어린 말, 그리고 서로를 존중하는 부부의 모습

안에서 아이는 자연스럽게 '사랑은 이런 것이구나'를 배웁니다. 이 시기의 성교육은 말로 설명하는 지식보다, 아이 마음속에 '건강한 가치관의 근육'을 키워 주는 시간입니다. 사춘기라는 큰 변화의 시기를 어떻게 받아들이고 해석할지는 바로 이 유년기의 경험에 달려 있습니다. 그리고 청소년기. 이제는 성과 사랑에 대한 현실적인 문제들을 진지하게 이야기할 시간입니다. 이 시기 아이는 자신만의 가치관을 만들어 가기 시작합니다. 그 시작점으로 엄마 아빠의 사춘기 경험을 나눠 보는 건 어떨까요? 또는 뉴스에서 접한 성 관련 사건이나 사회 문제를 소재로 대화를 열어도 좋습니다.

"엄마 아빠는 그때 이런 일이 있었고, 이런 감정을 느꼈단다."
"그런 기사를 보면서 나는 이런 생각이 들었어."

이런 식으로 진심을 나누는 시간을 자주 가진다면, 아이도 자연스럽게 '나의 생각'과 '나의 감정'을 돌아보게 될 것입니다. 스스로 건강한 성과 사랑을 고민하지 않고는 못 배기게 되는 순간이 바로 거기서 만들어집니다. 이것이야말로 부모가 자녀에게 줄 수 있는 가장 깊은 성교육 아닐까요?

유·아동 성교육 이거 하나면 충분해요!
(feat. 내적무기&실전무기)

부모가 자녀를 교육하는 출발점은 단 하나, 사랑입니다.

아이의 몸과 마음이 건강하게 자라길 바라는 간절한 마음에서 시작된 진짜 교육, 그중에서도 바른 성교육은 아이의 건강한 몸과 마음을 만드는 핵심 교육입니다. 사랑의 또 다른 말은 여러 가지가 있지만, 저는 '연결되어 있음'이라고 생각해요. 사랑은 절대 일방통행이 아닙니다. 서로가 마음을 열고 연결될 때 진짜 사랑이 시작됩니다. 그래서 저는 이렇게 말씀드리고 싶어요.

열려 있어야 연결되고, 연결되어야 사랑할 수 있다.

아이들을 사랑하고, 좋은 영향을 주고 싶다면 성에 대해서도 열린 마음을 가지는 것이 꼭 필요합니다. 부모가 성에 대해 편안하게 말하고, 자연스럽게 받아들일 수 있을 때 아이와 진짜로 연결될 수 있어요. 그래서 저는 '열려 있기'를 절대 놓치지 말아야 할 핵심 무기라고 생각합니다. 아이들이 유아기일 때 불쑥 던지는 질문들 있잖아요.

"엄마, 나는 어떻게 태어났어?"
"아기는 어떻게 나와?"

이럴 때 당황하지 말고, 진지하고도 편안하게 대답해 주는 것. 그게 아이와의 연결을 놓치지 않는 방법이에요. 만약 이 시기에 그 통로를 만들어 주지 않으면, 아이가 사춘기에 접어든 뒤엔 부모와 성 이야기를 꺼내는 것이 훨씬 어려워집니다. 성에 대해, 부모가 안전하고 편안한 대화 상대가 되는 것, 그게 유아기의 성교육에서 가장 중요합니다.

그렇다면, 부모가 열린 마음을 가지려면 어떻게 해야 할까요?

먼저 나 자신을 돌아보세요. 나는 나의 성과 얼마나 연결되어 있나요? 여성으로서 나의 정체성과 생식기를 긍정하고 편안하게 받아들이고 있나요? 남성에 대해서는 어떤 인식이 있나요? 아빠들은 어떤가요? '남자'로서의 나, 나의 생식기, 자위에 대한 이해와 수용은 어떤가요? 여성에 대해 이해하기 위해 아내와 소통하고 있나요? 이런 나 자신과의 '성적 연결 상태'를 돌아보는 것이 아이와 성에 대해 편안하게 대화하고 건강하게 교육하는 힘이 됩니다.

자, 이제 실전 이야기로 들어가 볼까요?

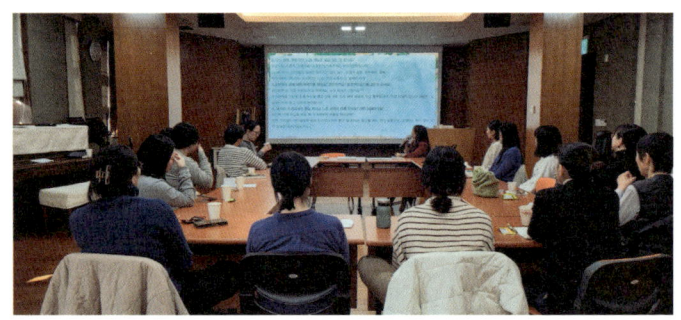

저는 부모 성교육이야말로 지금 우리 사회에 가장 시급하고 가치 있는 교육이라고 믿어요. 2024년 3월, 유아 성교육을 위한 부모 성교육 소모임을 진행했어요. 그 자리에 일본인 부모님들이 많이 계셔서, 일본에서는 어린이들이 성기를 어떻게 부르는지 미리 알아봤어요. 그런데… 깜짝 놀랄 만한 단어들이 등장했어요!

자지는 칭코 또는 칭칭,
보지는 망코라고 부른다고 해요.
어쩜 이렇게 귀여운 발음인거죠?
진짜 그 자리에서 노래라도 만들고 싶을 정도였어요.

"망코 망코~ 칭코 칭코~"
그런데…

> **망코** - 읽기전용위키
>
> 1. 의미 2. 어원 3. 용법과 위상 4. 관련 작품 5. 기타
>
> 망코는 여성의 성기를 가리키는 순일본어로, 완전히 비속어 이기 때문에 일본어 사전에는 있지만 실생활에서는 잘 쓰이지 않으며 아예 방송금지용어로 분류되어 라디오나 TV를 비롯한 대중매체 에서는 절대 쓰이지 않는다. [1] 칙쇼(ちくしょう) [2] 나 쿠소 (くそ) [3] 같은 표현도 비속어에 방송금지용어이기는 마찬가지지만 그것보다 훨씬 저속한 취급을 받는…

조사해 보니 이 단어들이 일본에서는 완전한 비속어로 쓰인다고 하더라고요. 저렇게 귀엽게 들리는 말이 완전히 비속어라니… 충격이었어요. 이렇게 귀엽고 순수하게 들리는 단어가, 그 나라에서는 부끄럽고 야한 이미지가 가득한 말이라니! 이걸 통해 저는 더

확신이 들었어요. 아이들이 처음 듣는 단어에는 아무 관념이 없다는 것. 그 단어가 야한지, 부끄러운지도, 이상한지도 모릅니다. 우리가 '보지'나 '자지' 같은 말을 들을 때 느끼는 어색함, 그건 그 단어에 덧입혀진 사회적 관념 때문입니다. 그렇다면, 그 말을 처음 듣는 아이들처럼, 순수하게 말할 수 있다면 어떨까요?

그냥 이름일 뿐입니다. 예쁘고, 자연스럽고, 내 몸의 일부를 부르는 말일 뿐이에요. 우리가 성에 대해 건강하고 개방적으로 말할 수 있는 사회가 된다면, 아이들도 그 단어들을 '귀엽고 자연스럽게' 받아들일 수 있을 거예요. 물론 지금은 아직 어려운 부분도 있지만요. 유아 성교육은 제가 '망코', '칭코'를 처음 들었을 때 느꼈던 그 새로움과 귀여운 호기심처럼 아이들의 감정과 눈높이에 맞춰 접근하는 것이 가장 중요하다고 생각해요. 아이들은 성이나 생식기를 부끄럽거나 민망하게 여기지 않아요. 그저 새로운 걸 배우는 호기심 어린 마음만 가지고 있을 뿐이죠.

부모가 유아 성교육을 준비할 때 꼭 기억해야 할 필수 요소 3가지를 말씀드릴게요.

1. 내적 무기는 따뜻하고 긍정적인 태도

아이들은 부모의 '태도'로 성을 느끼고, 배웁니다. 부모가 성과 관련된 질문이나 상황에 어떤 태도를 보이는지 아이들은 바로 알아요. 만약 일상의 다른 이야기와 다르게 매우 과민하고 불편한 반응과 당황한 표정을 보인다면 어떨까요? 아이들도 자연스럽게 "아, 이건 말하면 안 되는 거구나" 하고 느끼게 돼요. 그러니 몸의 다른 부분을 이야기할 때처럼 편안해지세요.

눈이 아파 불편해 이상해~

코가 아파 불편해 이상해~

생식기가 아파 불편해 이상해~

고추가 아파 불편해 이상해~

잠지가 아파 불편해 이상해~

어떠세요? 입에 붙지 않죠? 그래서 연습이 필요합니다. 성에 대한 단어가 입에 자연스럽게 나오지 않는 건 당연해요. 하지만 우리가 매일 쓰는 단어처럼 연습하고 반복하다 보면 아이에게도 훨씬 자연스럽게 전달할 수 있어요.

저도 여자로 태어났지만 여성 생식기의 이름인 '보지'나 '잠지'를 귀로 들어 본 적도, 입으로 말해 본 적도 거의 없었어요. 그래서 처음엔 너무 어색했죠. '보지'는 이제 좀 익숙해졌지만 아들만 키우다 보니 '잠지'는 아직도 입에 잘 붙지 않더라고요. 마치 영어 공부할 때, 눈으로 보면 다 아는 것 같지만 막상 입으로 말하려 하면 '헉, 왜 이렇게 어색하지?' 싶은 그 느낌. 맞아요. 내가 입으로 말해 보지 않았기 때문이죠.

그래서 방법은 하나예요.
자꾸 말하고, 자꾸 익숙해지기.
입에서 자연스럽게 나올 수 있도록 연습하는 것.
이건 진짜 명확합니다.

우리 삶에서 '성'과 '사랑'은 너무도 소중한 것이죠. 그리고 아이들을 이 세상에 있게 해 준 '생식기' 이야기도 사실은 가장 따뜻하고 재미난 이야기가 될 수 있어요. 그러려면 먼저 우리 어른들이 익숙해지는 연습이 필요해요. 거울을 보며 말해 보기도 하고, 부부끼리 가볍게 대화를 나누며 실전 연습을 해 보는 것도 정말 좋은 방법입니다. 물론 한 번에 자연스러워지진 않겠죠. 그래도 괜찮아요. 익숙해지기 전까지는 말의 태도로 어색함을 부드럽게 감싸는 스킬을 써 보세요. 예를 들어, 아이가 갑자기 성에 대해 물었을 때 이렇게 말해 보는 거예요.

"어머~ 진영아 정말 좋은 질문이다~ 어떻게 그런 생각을 했어? 이건 꽤 중요한 질문이라 엄마가 잘 생각해 보고 이야기해 줄게. 그림책을 사서 같이 보면서 이야기하면 더 좋겠다~"

이렇게 버퍼링 타임을 주는 것도 아이에겐 이미 큰 메시지가 됩니다. '엄마는 내가 한 질문을 소중하게 여기는구나.' 그 느낌으로 아이는 다 받아들여요. 그리고 정말 중요한 건 하나예요.

그 후에 꼭, 잊지 않고 이야기를 해 주는 것. 완벽할 필요 없어요. 다만, '열려 있는 태도'로 아이의 궁금함을 기다려 주는 것,
그리고 그때마다 피하지 않고 이야기해 주는 것.
그게 바로 가장 따뜻하고 진짜 성교육입니다.

2. 실전 무기는 그림책

유아동 성교육이 청소년 성교육보다 훨씬 쉬운 이유, 아시나요? 아이들에게는 아직 복잡한 사회 현상이나 가치 판단이 필요 없기

때문이에요. 단순하고 명료하게, 성과 사랑이 얼마나 아름답고 소중한 가치인지 알려 주면 됩니다. 아이에게 남녀의 몸 구조, 정자와 난자가 만나 아기가 만들어지는 과정까지도 잘 그려진 그림책을 통해 아주 편안하게 설명해 줄 수 있어요. 그림으로 보여 주고, 부모의 사랑 이야기와 함께 엮어서 말해 준다면 아이도 훨씬 자연스럽게 받아들일 수 있어요.

성에 대해 관심을 갖는 5~6세부터 초등학교 저학년까지 매번 아이가 성장할 때마다 한 번씩 꺼내 읽어 주세요. 같은 책이라도 아이는 매번 새로운 질문을 하고, 부모는 그때마다 따뜻하게 답해 주는 것, 그것이 바로 진짜 건강한 성교육이 됩니다. 가정마다 하나쯤 꼭 준비해 두시길 추천드립니다. 그림책 한 권으로도 부모와 아이 사이에 따뜻한 연결의 다리가 만들어질 수 있어요.

저는 그림책의 그림체가 아이의 마음에 닿는 통로라고 믿습니다. 너무 사실적이지도 않고, 너무 가볍지도 않은, 따뜻함이 머물 수 있도록 그림 하나하나를 정성껏 담아 이 책을 만들었습니다. 제 책을 소개합니다. 유아부터 초등 저학년까지 두고두고 볼 수 있는 책이에요. 성교육을 하는 사람이 아이들을 키우다 보니 아이

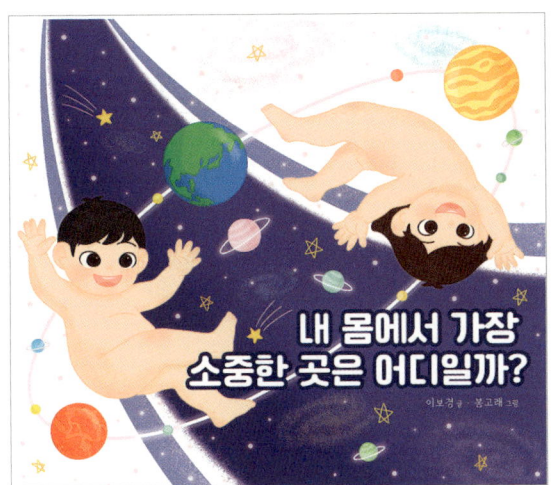
Do고 Do고 읽어 줄 따뜻한 성교육 그림책 시리즈

들이 어렸을 때 꼭 해 주고 싶은 이야기가 있어서 직접 그림책을 쓰고, 일러스트 작가님과 작업을 했어요.

[Do고 Do고 읽어 줄 따뜻한 성교육 그림책 시리즈]입니다. 1권은 몸에 대한 이야기예요. 아이가 몸에 대해 궁금해할 때 이렇게 해 보세요.

"와~ OO이가 고추(생식기)가 궁금하구나~ 소중한 곳이라 같이 목욕하다가 볼 수는 있지만 일부러 보여 달라고 하거나 보여 주면 안 되거든. 그래서 엄마가 그림책으로 보여 주면서 얘기해 줄게~"

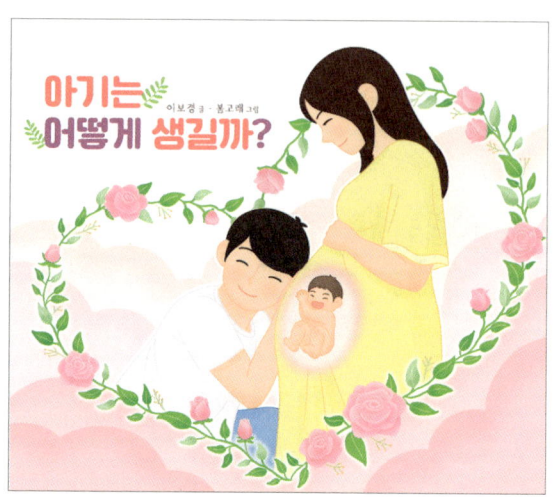

Do고 Do고 읽어 줄 따뜻한 성교육 그림책 시리즈 2권

2권은 아이가 어떻게 생기고 어디서 나오는지도 쉽게 이야기할 수 있도록 구성되었어요. "그런데 내가 엄마 배 속에 어떻게 들어갔지?" 라는 아이의 질문에 대해 이렇게 설명합니다.

"아빠와 엄마가 서로 깊이 사랑하는 마음으로 꼭 안아 주면 그때, 아빠 생식기와 엄마 생식기가 만나서 정자가 난자가 있는 곳으로 헤엄쳐 가지. 그리고 두 개의 생명의 씨앗이 만나면 아기가 되는 거야."

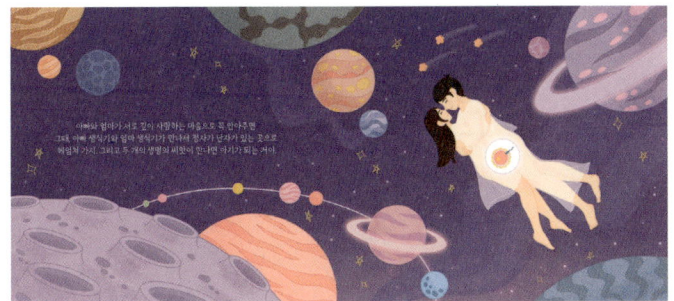

Do고 Do고 읽어 줄 따뜻한 성교육 그림책 시리즈 2권

  저는 사랑의 약속과 책임도 알려주기 위해서 결혼에 대한 부분도 꼭 추가해서 이야기해 주는 게 좋다고 생각합니다.

"그런데 이렇게 사랑을 나누는 건 아기가 생기는 엄청나게 중요한 일이잖아. 그래서 엄마 아빠처럼 아기를 키울 수 있는 어른이 되고, 두 사람이 사랑하고 아기를 잘 키우겠다고 약속하는 결혼식을 하고 나서 할 수 있는 거야. 엄마 아빠는 그렇게 약속을 하고 결혼식을 해서 너를 낳았지~사진 봤지?"

  3권은 [엄마 아빠가 너를 사랑하는 마음], 4권은 [좋아하는 것과 사랑하는 건 어떻게 다를까?]라는 제목으로 계속해서 소중한 성과 사랑에 대해 아이들에게 쉽게 알려 주는 그림책을 쓰려고 합니다. 아이의 질문을 두려워하지 마세요. 진심과 따뜻한 마음, 그리고 좋은 그림책만 있다면 누구나 멋진 성교육을 할 수 있어요.

유아 성교육 Check Point!

♪ 아기 때부터 장난처럼 성기를 만지며 노는 건 아주 자연스러운 행동이에요. 혹시 그 모습이 걱정되거나 이상하게 느껴진다면, 어쩌면 엄마 아빠의 마음이 아직 '자연스러움'에 익숙하지 않은 것일 수도 있어요.

♪ 아이는 엄마 아빠의 표정을 통해 반응을 살펴봅니다. 만약 당황하거나 굳은 얼굴로 아이를 대한다면, 그 태도 자체가 성에 대한 메시지가 되죠. 그러니, 따뜻한 미소 연습부터 시작해 볼까요?

♬ 너무 걱정하지 마세요. 처음은 누구나 어색해요. 연습하면 나아집니다. 그리고 당황한 순간, 말로 자연스럽게 감싸 줄 수 있어요. 아래처럼 문장을 만들어 미리 연습해 보세요.

"고추는 너무 소중한 곳인데 아무거나 만진 손으로 만지면 어떨까? 깨끗하지 않은 손으로 고추를 만지면 세균이 옮겨 와서 몸에 안 좋을 수 있어. 반대로 고추는 쉬가 나오는 곳인데 손으로 막 만진 다음에 음식을 먹으면 그 세균이 입으로 들어갈 수도 있지. 그래서 고추가 궁금하고 만져보고 싶을 때는 목욕할 때처럼 손이 깨끗할 때 만지는 게 좋은 것 같아~"

♬ 4~5세가 되면, 아이는 이성의 몸에 대해 궁금해하고 똥, 방귀, 배꼽 같은 몸에 대한 호기심이 폭발하는 시기예요. 이때는 그림책을 활용해 남녀의 신체 구조와 명칭을 자연스럽게 알려 주는 것이 중요합니다.

♪ "아기는 어떻게 생겨요?", "나는 어디서 나왔어요?" 이런 질문을 들으면 놀라기보단, 먼저 동화책의 내용을 천천히 반복해서 읽어 보며 엄마 아빠가 먼저 편안해지는 것부터 시작해 보세요. 그 편안함은 자연스럽게 아이에게 전해집니다.

★유아 성교육의 핵심은 '그림책을 통해 따뜻하게 연결되는 경험'이에요. 그림과 이야기를 함께 보며, 사랑스럽고 열린 마음으로 아이의 질문에 귀 기울여 주세요.

03

아이들과 실전 티키타카
part1 - 사랑

tip

챕터 3과 챕터 4는 사춘기 아이들과 실제로 성에 대한
모든 주제를 함께 나누며 이야기했던 내용을 담고 있어요.
이 챕터의 핵심은 단 하나!
"아, 성에 대해 이렇게 편하게 이야기해도 되는구나!"
아이들이 이렇게 느끼도록 만들어 주는 게 가장 중요해요.
그러려면 어떻게 해야 할까요?
비슷한 또래 아이들의 생각이나 성에 대한 유쾌하고
흥미로운 이야기를 먼저 꺼내 주세요. 아이들은 자연스럽게 마음의 문
을 열고, 편하게 자신의 생각도 나눌 수 있게 될 거예요.
이제 실제 예시들을 볼게요.
이 이야기는 청소년 아이들을 대상으로 했던 성교육에서 나온
실제 티키타카 내용이에요.
아이들의 세계를 더 깊이 이해하는 데 큰 도움이 될 거예요.

성과 사랑은
어떤 관계일까?

　성과 사랑은 어떤 관계일까? 다시 한번 질문을 드릴게요. 지금 잠시 생각해 보세요. 성과 사랑은 과연 어떤 관계일까요? 하나일까요, 아니면 별개의 존재일까요? 이 질문에 대한 대답은 두세 명만 모여도 달라집니다. '하나요. 둘이요. 따로따로요. 하나일 때도 있고 둘일 때도 있어요.' '성과 사랑의 관계', 이 질문이 성교육의 핵심입니다. 그래서 오늘, 사춘기 아이들과 나눠 보기 딱 좋은 질문을 드려 볼게요.

　"'성', 영어로 SEX라는 단어를 들으면 머릿속에 가장 먼저 떠오르는 이미지는 뭐야?"

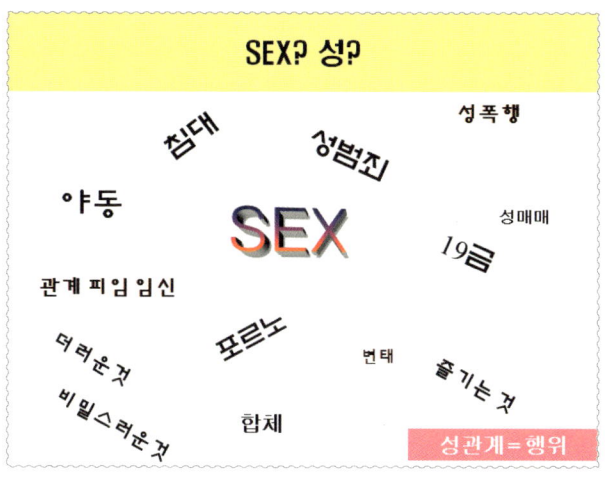

　이 질문을 던졌을 때 많은 아이들이 수줍게 웃거나 시선을 피하곤 해요. 혹은 얼굴이 빨개지기도 하죠. 그런데 생각해 보세요. 사과는 영어로 APPLE, 사랑은 LOVE, 성은 SEX잖아요. 그냥 단어인데… 왜 유독 성(Sex)이라는 단어에 민망함이 따라올까요? 이 질문을 엄마 아빠가 먼저 스스럼없이 던져 주세요. 엄마 아빠로서 민망함을 느낀다면 먼저 부부나, 편안한 친구와 이야기하고 시뮬레이션하는 과정을 갖는다면 더 자연스러워지고 좋겠지요?

"너는 '섹스'라는 단어 들으면 어떤 기분이 드는 것 같아?"
　아이들이 당황한다면, "엄마 아빠는 어렸을 때 이렇게 생각했어.

(이 책을 보고) 다른 친구들은 이렇게 이야기했더라~" 하며 이야기의 문을 열어 주셔도 좋아요. 실제로 아이들 반응은 정말 다양해요.

"성관계요." "남자 여자요." "침대요." "야동이요." "빨간색이요."
 이 아이들에게 또 "남자 여자가 뭐?, 침대만? 침대가 왜? 뭐?"이러면 피식 웃습니다. 또 얼굴이 그냥 빨개지고 시선을 피하는 아이들, '성희롱, 성폭력, 성범죄, 성매매' 등의 교육을 많이 받아 와서 성과 범죄를 곧장 연결시키는 아이들도 많이 있습니다. 심지어는 초·중·고등학교, 대학교에서까지 나왔던 말 중에 '부끄러워요.'도 많았어요. 여기까지는 그래도 괜찮은데 정말 안타까웠던 건 '더러워요, 찝찝해요'라고 대답하는 친구들이 꽤 있었다는 것입니다.

 아이들만 그럴까요? 사실 많은 어른들도 성에 대해 맑고 밝게 말하지 못하는 경우가 많아요. 성이라는 단어에서 '아름다움', '소중함', '행복함'이 떠오르지 않는다면, 아이들 역시 그렇게 느낄 수밖에 없어요. 혹시 다른 아이들과 함께 이야기하는 상황이 생겼을 때 짚어 주시면 아주 좋은 부분이 있습니다. 아이들이 의견을 이야기할 때 성에 대한 지식과 개방도가 천차만별이기 때문에 어떤 아이의 말이 다른 아이에게는 아직은 너무 자극적이고 거북할 때가 있어요. 예를 들어 '여자 성기요'라고 대답하는 친구를 보며 어떤 친구는 어느 노래 가사처럼 '거친 생각과~ 불안한 눈빛과~그걸 지켜보는~' 이렇게 더없이 불안하고 안절부절못하는 상황이 되기도 합니다. 이 부분을 알아주고 넘어가는 것도 아주 중요합니다. 그래서 부모님이 이렇게 이야기해 주시면 너무 좋겠습니다.

"우리는 성에 대해 잘못 알고 있어서 부끄러워하고, 자유롭게 이야기하는 문화가 아니었기 때문에 다른 사람의 이야기가 불편할 수도 있어. 그런데 그럴 때는 '왜 내가 이 이야기를 불편하게 느끼지?' 한번 스스로에게 물어보는 것도 정말 좋아. 그리고 마음에 걸리거나 궁금한 게 있다면 엄마 아빠한테 언제든지 말해 줘. 어떤 이야기든 괜찮으니까." 이렇게 중간중간 불편함까지 털어 내면, 아이는 점점 성에 대해 더 편안하게 이야기할 수 있게 됩니다. 아이들이 어떤 말을 했든, 그 느낌으로 판단하지 말고 자연스럽게 받아들이는 태도가 정말 중요해요.

아이들이 생각하는 성은 어떤 모습일까요? **대부분의 아이들에게 '성' 또는 '섹스'는 남녀 간의 성관계, 즉 육체적인 행위 그 자체**

로 인식되고 있습니다. 그들의 인식은 행위에만 집중되어 있을 뿐, 그 이전의 감정적 교류나 관계의 깊이에 대한 이해는 거의 없습니다. 특히, **사랑하는 남녀 사이에서의 사랑과 책임이 성관계의 전제가 되어야 한다**는 사실은 아이들의 머릿속에 존재하지 않습니다. 성이 아직 허용되지 않은 청소년들에게 이런 중요한 가치와 배경을 설명하고, 함께 이야기 나누는 것은 어른들의 몫입니다.

그리고 그 역할을 부모가 반드시 해야 합니다. 성과 사랑의 관계를 이해하기 위해 다시 질문을 던져 봅니다. '성(SEX)'이라는 단어를 들었을 때 떠오르는 느낌과, '사랑(LOVE)'이라는 단어에서 느껴지는 감정은 어떻게 다를까요? 아이들에게 이 질문을 하면 반응이 확연히 다릅니다. 'SEX'라는 단어에는 어딘가 모르게 부끄러움, 민망함, 장난스러움이 섞여 있습니다. 반면 'LOVE'라는 단어를 이야기할 때는 표정부터가 밝아집니다.

특히 여학생들의 얼굴에는 수줍은 미소와 따뜻한 표정이 피어납니다. 그 안에는 남녀 간의 애정, 가족의 사랑 같은 아름답고 따뜻한 이미지들이 담겨 있지요. 이처럼 아이들 머릿속에서 '성'과 '사랑'은 전혀 별개의 개념으로 자리 잡고 있어 보입니다. 성은 여전히 은밀하고 비밀스럽고, 때로는 부정적인 이미지로 포장되어 있고, 사랑은 누구에게나 허용된 아름다운 감정으로 받아들여지기 때문입니다. 이 지점이 아주 중요한 포인트입니다.

현대 사회 속 많은 사람들 역시 성과 사랑을 서로 독립된 개념으로 구분 짓고 살아갑니다. 성과 사랑, 정말 따로 갈 수 있을까요? '원 나이트 스탠드', '스와핑' 같은 단어를 들어 본 적 있으신가요? 남녀의 사랑 안에는 성관계가 있지만, 성관계 안에 사랑이 없는 경우가 너무 많습니다. 자! 나이트에 가서 춤을 추다 보니까 마음에 드는 이성이 저기 보이네요. 그 사람도 나를 바라보고 있습니다. 눈빛 교환이 이루어지고 하룻밤의 성관계를 '엔조이'라고 표현하며 감정은 최대한 배제합니다. 감정에 얽매이지 말자, 쿨하게 즐기자는 암묵적인 룰이 작동하죠. 이런 방식의 관계를 일부는 솔직하고 자유롭다고 말합니다.

'지금 이 순간에 충실한 것이 인생을 잘 사는 것'이라며, 순간적인 쾌락을 자기 합리화로 포장하기도 합니다. 하지만… 이런 관계, 정말 괜찮은 걸까요? 성과 사랑은 별개여도 괜찮을까요? 정말 이런 관계를 진심으로 원하는 사람이 있을까요? 몸은 잠시의 쾌락을 느꼈을지 몰라도, 우리 마음은 뭐라고 말하고 있을까요? 관계가 끝나고 느껴지는 공허함, 그건 무엇을 말해 주는 걸까요? 어쩌면 우리는 내 마음이 진짜 원하는 사랑이 무엇인지 아직 모르고 있었던 건 아닐까요?

몸과 마음의 관계성을 통해 성과 사랑의 관계성을 쉽게 풀어 볼게요. 몸과 마음의 관계를 통해 성과 사랑의 관계를 들여다보면, 훨씬 쉽게 이해할 수 있어요. 물론 사람을 단순히 '몸'과 '마음'으로 나누기는 어렵지만, 여기서는 이해를 돕기 위한 구분이라는 점을 기억해 주세요. 자! 사람은 보이는 부분과 보이지 않는 부분, 즉 몸과 마음이라는 부분으로도 구분을 할 수 있습니다. 그렇다면, 두 가지 중에 어느 쪽이 더 중요할까요? 아이들에게도 꼭 한번 질문해 보세요. 둘 중에 고르라고 했으니 마음이라고 거의 대답을 하지만 당연히 둘 다 중요합니다. 왜냐하면 몸과 마음, 어느 하나라도 없으면 사람이 온전히 존재할 수 없기 때문이에요. 하지만 여기서 정말 중요한 건,

'어디에 중심을 두고 살아가느냐'입니다.

'나'라는 사람이 마음, 가치에 기준을 두고 즉, 내가 바라고 원하는 모습을 기준에 두고 몸을 통해 행동하고 살아갈 때 우리는 편안함과 행복을 느낄 수가 있습니다. 예를 들어, 내일 시험이 있어서 마음은 "공부해야 해"라고 말하는데, 귀찮고 하기 싫어서 그냥 자버리면, 몸은 편할지 몰라도 마음은 불편하고 찜찜할 거예요. 그래서 몸과 마음의 속도를 서로 맞추고 조율하는 훈련이 필요합니다. 그래야 내 마음이 원하는 삶을 몸으로 실천하며 살아갈 수 있고, 그럴 때 우리는 진짜 행복을 느끼게 돼요.

이 관계는 성(섹스)과 사랑에도 그대로 적용됩니다. 보이는 부분이 육체적인 '성'이고, 보이지 않는 가치적인 부분이 '사랑'이라고 한다면, 남녀 간의 육체적인 관계와 가치적인 사랑 중 어느 것이 더 중요할까요? 맞아요. 둘 다 중요합니다. 하지만 중심이 되어야 하는 건, '사랑'이라는 가치예요. 여기서 말하는 사랑은 믿음, 신뢰, 책임, 인내 같은 가치를 담은 사랑입니다. 이런 사랑을 바탕으로 한 성관계만이 서로를 진심으로 존중하고, 함께 성장하며, 행복한 관계로 이어질 수 있어요.

또 하나의 쉬운 예를 들어 볼게요. 자동차와 운전자를 생각해 봅시다. 자동차는 우리의 몸과 같고, 운전자는 마음과 같다고 볼 수 있어요. 운전자가 목적지도 모르고 술에 취한 채 자동차를 운전한다면, 과연 자신이 원하는 곳에 제대로 갈 수 있을까요? 어쩌면 가다가 길을 잃고 헤매게 되거나, 사고가 나서 크게 다칠 수도 있겠죠. 목적지가 없다는 것은 어디에 도착해야 할지 모른다는 것이고, 아무리 멋진 차를 가지고 있어도 제대로 사용할 수 없다는 뜻입니다.

 물론 목적지를 정확히 안다고 해서 무조건 안전하게 갈 수 있는 것은 아니에요. 가다 보면 예상치 못한 어려움을 겪기도 하죠. 하지만 분명한 목적지와 가는 길을 아는 사람은, 길을 모르는 사람보다 훨씬 더 잘 이겨 낼 수 있어요. 왜냐하면 그 사람은 '어디로 가고 싶은지', '왜 가고 싶은지'를 알고 있기 때문입니다.

 이 이야기를 성과 사랑에 비유해 볼게요. 사랑이 무엇인지, 나는 어떤 사랑을 하고 싶은 사람인지에 대한 방향성과 기준 없이 진정으로 행복한 섹스를 할 수 있을까요? 성과 사랑은 본래 하나입니다. 우리가 바라는 '사랑'이라는 가치를 중심에 두고, 믿음과 신뢰, 책임을 바탕으로 한 건강하고 즐거운 성(SEX)을 나누는 것,

그것이 바로 진짜 사랑을 담은 성관계입니다. 이 부분은 아이들과 꼭 함께 이야기해 보셨으면 해요. 사랑과 성, 몸과 마음에 대해 아이가 어떻게 생각하는지 솔직하게 말할 수 있는 기회를 주세요.

아이의 대답에 귀 기울이고, 진심 어린 호기심으로 반응해 주신다면 부모와 아이 모두에게 의미 있는 대화가 될 거예요.

좋아해 vs 사랑해
뭐가 다르지?

청소년기 이성 교제의 장단점을 함께 이야기하면서 가장 흥미롭고 아이들이 반응이 좋았던 질문이 하나 있어요. 바로 이 질문입니다.

"좋아하는 것과 사랑하는 건 어떻게 다를까?"

아이들에게 물으면 처음에는 이렇게 대답해요.

"좋아하는 건 그냥 좋아하는 거고, 사랑하는 건 그냥 사랑하는 거예요."

음… 맞는 말이죠?

사실 저 역시도 한 번도 고민해 보지 않았다면 그 이상 뭐라 말하기 어려웠을 거예요. 좋아하고 사랑하는 건 느낌이 다르다는 건 알겠는데… 정확히 뭐가 다른지 말하려면 괜히 머리가 복잡해지잖아요? 그런데요, 이 질문을 진지하게 고민해 본 친구들의 대답은 좀 달랐습니다.

"좋아하는 건 동굴 입구까지만 들어갔다가 다시 나올 수 있는 거고요, 사랑하는 건 너무 깊이 들어가서 이제는 빠져나올 수가 없는 거예요."

"좋아하면 내가 가진 빵을 반 잘라 나눠 줄 수 있는 거고, 사랑하면 내가 가진 빵 전부를 줄 수 있어요. 그리고… 배고픈 건 참는 거죠."

이런 멋진 비유들을 들을 때마다 감탄하게 돼요. 아이들이 스스로 고민하고 만들어 낸 표현들이 참 기발하고, 또 마음을 울려요. 좋아하는 것과 사랑하는 것의 차이를 예를 들어 설명해 주면 아이들은 한 번 더 생각하게 돼요.

"좋아하는 것과 사랑하는 건 어떻게 다를까?"

여러분은 어떻게 생각하시나요? 제가 아이들에게 해 준 쉬운 이야기를 들려드릴게요.

좋아하는 것은 선호와 취향의 문제입니다.

예를 들어, 아이스크림을 좋아한다고 해 볼게요. 차갑고, 달콤하고, 내가 좋아하는 맛이 있으니까 좋아하는 거죠. 그런데 만약 그 아이스크림이 뜨겁고, 쓰고, 내가 싫어하는 맛이 되어 버린다면… 여전히 그 아이스크림을 좋아할 수 있을까요? 우리는 어떤 물건을 좋아할 때, 그 물건이 가진 어떤 이유나 조건 때문에 좋아합니다. 그 이유가 사라지면… 더 이상 그걸 좋아하지 않게 되죠. 하지만 사랑은 어떤가요? 시작은 같을 수가 있어요. 강아지나 고양이를 키운다고 했을 때 처음에는 내가 선호하는 유형, 취향이 있어요. 아기 고양이와 강아지가 너무 귀여워서 키웠다고 합시다. 귀엽고 작고 말랑말랑해서 키우기 시작했어요. 그런데 시간이 지나면서 늙고, 병들고, 예전의 귀여운 모습은 사라져 버렸어요. 그렇다고… "이젠 안 귀여우니까 안 좋아. 그만 키울래!" 라고 할 수 있을까요? 우리는 그 존재가 변해도, 심지어는 아무것도 할 수 없게 되어도, 끝까지 책임지고 지켜 주고, 그 존재가 사라진 후에도 기억하고 사랑하게 됩니다.

사랑에는 단순한 '좋아함'을 넘어서는 희생과 약속이 있어요. 내가 좋아하던 부분이 사라져도 그 존재 자체를 끝까지 안아 주는 마음이죠. 그래서 저는 아이들에게 이렇게 말해 줘요.

"진짜 사랑은, 어떤 물건을 좋아하는 것처럼 조건이 없어지면 변하는 게 아니라 끝까지 함께 하는 거야."

그 말에 아이들이 살짝 멈칫하고 고개를 끄덕일 때, 아이들은 생각하고, 고민하고 성장합니다. 우리가 친구를, 가족을 이성을 사랑할 때 그 사랑도 이런 사랑이 진짜 사랑이라고 말합니다. 사실은 정말 간단해요. 우리가 원하고 이상적인 사랑이라고 생각하는 그 사랑의 모습이 진짜 사랑입니다. 우리가 친구를, 가족을, 또는 누군가를 사랑할 때 그 사랑이 진짜 사랑이 되려면 어떤 모습일까요? 사실 정말 간단해요. 우리가 마음속에 그리고 있는 이상적인 사랑. 그 모습이 바로 진짜 사랑이에요. 잠깐의 감정이 아니라,

마치 단거리 달리기가 아니라 마라톤처럼, 인생 전체를 함께 걸어가는 사랑. 매일매일 그 사랑을 위해 조금씩 노력하며 한 발짝씩 나아가는 사랑.

물론 그 과정이 항상 쉽지는 않겠죠. 실수도 하고, 상처도 받고, 때로는 지치기도 할 거예요. 그럼에도 불구하고 우리는 그 과정을 통해 진짜 사랑을 배우고, 조금씩 자라납니다. 혹시 그런 어려움 없이 처음부터 100퍼센트 헌신적이고, 조건 없이 주고 또 주는 사랑이 가능할까요? 성장이 없는 사랑, 배움이 없는 사랑이 과연 있을 수 있을까요?

아이들이 쓴 소감문에서 이런 말이 많았어요.
"살면서 처음으로 좋아하는 것과 사랑하는 것의 차이를 알게 됐어요."

왜 이런 이야기가 중요할까요? 요즘 우리가 보고 듣는 사랑은 너무 쉽고, 빠르고, 가볍게 느껴질 때가 있어요. 좋아하는 감정의 선을 넘지 못하고, 쉽게 시작되고 쉽게 끝나는 관계들. 물론, 그 안에도 아픔과 진심은 있겠지만… 진짜 사랑은 거기서 멈추지 않아요. 그래서 우리는 아이들에게 이 질문을 함께 던지고 싶어요.
"너는 어떤 사랑을 하고 싶니?"

이 과정에서 우리에게 필요한 것은 '인정'이라는 부분입니다. 우리도 그런 사랑을 경험해 보지 못했고 그래서 그 사랑을 실현하는 현실에서의 모습이 쉽지 않아 보입니다. 아이들도 엄마 아빠의 모습에서 다 느끼고 있습니다. 그러니 사실 너무 어렵다고 먼저 인정하고 너희들이 만들어 갈 사랑은 우리보다 훨씬 나았으면 좋겠다고, 이렇게 성과 사랑에 대해 이야기하고 배울 수 있기 때문에 분명히 더 멋진 사랑을 할 수 있을 거라고 이야기해 주면 좋겠습니다.

제가 학교 강의를 가면 처음에 소개와 함께 꼭 하는 이야기가 있습니다. 요즘 학교에 한 부모 가정도 점점 많아지고 부모님의 사이가 마냥 좋은 가정이 흔치 않습니다. 그래서 모든 아이들이 나름의 고민으로 힘들어하고 있어요. 그 부분을 먼저 이야기해 줍니다.

> "여러분~ 요즘은 한부모 가정도 많고, 부모님 사이가 늘 좋고 행복한 집을 찾는 건 쉽지 않죠.
> 사실 대부분의 가정이 참 많은 어려움을 겪고 있어요. 그래

서 여러분도 각자의 생활 속에서 힘든 순간들을 겪고 있을 거라는 걸 알고 있어요. 저 역시 부모님의 힘든 시간을 옆에서 지켜봤기에, 그 마음을 압니다.

우리 부모님 세대는 '성과 사랑'에 대한 교육을 거의 받지 못하고 자랐습니다. 그러니 몰랐던 거예요.

전혀 배운 적이 없는데, 어떻게 따뜻하고 건강한 성과 사랑을 실천할 수 있었겠어요. 그렇기에 이제는, 우리가 달라져야 합니다. 그리고 저는 우리가 충분히 달라질 수 있다고 믿어요.

부모님을 미워하고 원망하는 마음은, 결국 나 자신에게도 도움이 되지 않아요. 그분들 역시 우리보다 더 열악하고 힘든 환경에서 성장해 오신 분들이라는 걸 기억해 주세요. 그러니 이제는 나 자신을 위해, 더 건강하고 더 행복한 성과 사랑을 고민하고, 배우고, 실천하며 살아갔으면 좋겠습니다. 우리는, 더 행복한 성과 사랑을 할 수 있어요.

이건 지금 엄마 아빠가 된 우리 모두에게도 꼭 해주고 싶은 이야기입니다.

사랑은 00이 핵심이다.

•
•

여러분 사랑의 또 다른 이름이 뭔지 아시나요? 한번 생각해 볼까요?

자, 이제 세상에서 일어나는 아주 사소한 사람과 사람 사이의 갈등부터, 커다란 범죄까지 그 공통된 원인을 한번 찾아볼게요. 그 원인이 딱 하나라면 어떨까요? 이 질문을 아이들에게 던져 보면, 정말 진지하게 듣고 생각해요. 이런 식의 접근은 아이들의 이해의 폭을 넓혀 주는 좋은 방법입니다. 이제, 극단적인 범죄를 예로 들어 볼게요. 도대체 이런 범죄를 저지르는 사람은 어떤 사람일까요? 혹시 사이코패스라는 단어를 들어 보셨을까요? 극단적인 범죄자의 대표적인 특징으로 자주 언급되는 단어예요. 그럼, 사이코패스의 가장 큰 특징은 뭘까요? OOO이 없다. 뭐죠? 맞아요. 우리가 자주 듣는 말이 있죠.

"사이코패스는 감정이 없다, 죄의식이 없다."

그런데 질문 하나 더 할게요. 사람이 감정이 없고, 죄의식이 없다. 그렇다면 이 사람들이 원래 태어날 때부터 사이코패스로 태어났을까요? 감정도 없고, 죄의식도 없이 태어났을까요? 뇌의 어떤 영역에 문제가 있다고 보는 관점도 있습니다. 다만 그마저도 아이가 태중에 있을 때 엄마가 받은 충격이나 영향을 배제할 수 없겠지요.

아이를 키워 보시면 알겠지만 아이는 끊임없이 본인을 표현하고 엄마 아빠의 반응을 원합니다. 그게 생존의 방법이기에 기본 장착이 되어 있습니다. 범죄의 원인에 대해 생각하던 중, 제가 관심 있게 읽었던 책이 하나 있습니다. 바로 『살인자들과의 인터뷰』라는 책입니다. 이 책의 저자 로버트 K. 레슬러는 FBI 요원이었고, 버지니아 범죄 행동 연구소의 소장으로서 실제 범죄자들을 만나 그들의 범죄 원인을 분석한 인물입니다.

이 책에 담긴 실제 사건들은 영화 <양들의 침묵>, <한니발> 등의 모티브가 될 정도로 현실에서도 상상조차 어려울 만큼 잔혹하고 참혹했습니다. 예를 들어, 무작위로 하룻밤 사이 여섯 명의 여성을 아무 이유 없이 살해한 범죄자, 자신의 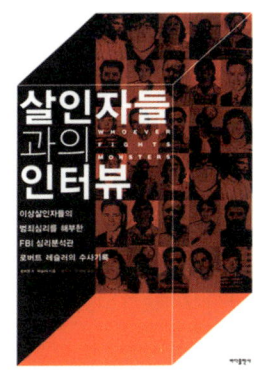 마음을 받아 주지 않았다는 이유로 여성의 목과 몸통을 수차례 훼손한 범죄자, 자신의 취향에 맞는 여성을 골라 30명 이상을 강간하고 살해한 범죄자, 그리고 문이 열려 있다는 것을 '자신을 환영한다'는 의미로 해석해 그 집에 들어가 안에 있던 사람들을 칼로 잔인하게 살해한 범죄자까지…….

책은 수많은 살인자들을 직접 만나며 그들이 어떻게 '살인마'가 되었는지를 추적해 나가는 이야기입니다. 저자는 이들이 지닌 공통적인 특징으로, 삐뚤어진 성 의식과 왜곡된 가정 환경을 지적합니다. 대부분의 경우, 우리가 상상도 못 할 정도의 방임과 학대를 겪으며 어린 시절을 보냈다고 합니다.

같이 상상해 볼게요. 나는 아직 말을 못 하는 아주 어린 아기입니다. 배가 고프고, 아프고, 부모의 돌봄이 필요해서 울었는데 돌아오는 반응이 사랑과 관심이 아닌, 화와 폭력이었다면 어떻게 될까요?

세상을 향한 마음의 문이 닫히게 됩니다. 아이는 점점 울지 않게 됩니다. 표현하지 않게 됩니다. 울어 봤자, 표현해 봤자 상황은 더 나빠지니까요. 아이는 그렇게 감정을 억누르며 살아가게 됩니다. 그리고 시간이 흐르면서 슬프고 아프고 기쁜 감정이 어떤 것인지도 잘 모르게 됩니다. 그런 감정을 겪어 본 적이 없으니까요. 자신을 보호해 주고 사랑해 주어야 할 부모로부터 외면당하고, 학대당했으니까요. 단 한 번도 위로받은 적도, 사랑이라는 감정을 느껴 본 적도 없습니다.

이제는 감정이 무엇인지조차 모르겠고, 당연히 상대방이 어떻게 느끼고 생각하는지도 알 수 없습니다. 상대의 감정을 읽지도, 느끼지도 못하게 됩니다. 인간적인 감정은 억눌리고 눌린 채, 어떻게 표현해야 할지도 모른 채 점점 사라져 갑니다. 그렇게 내면에 억제되어 있던 분노와 화는 결국 잘못된 방향으로 폭발하게 되지만, 그것이 무엇인지조차 정확히 알 수 없습니다. 내 감정도, 상대의 감정도 전혀 느껴지지 않으니까요. 상상이 되시나요?

 한국에서도 범죄자들의 가정환경을 들여다보면, 어릴 적부터 학대와 방임을 겪으며 억눌려 온 분노를 결국 잘못된 방향으로 터뜨린 경우를 많이 볼 수 있습니다. 범죄자가 아닌, 그저 순수했던 한 아이가 그렇게 서서히 변해 갔을지도 모릅니다. 그럼에도 불구하고, 성인이 된 사람은 자신이 저지른 행동에 당연히 책임을 져야 합니다. 비록 그가 자신이 무슨 짓을 했는지조차 모른다 해도 말입니다.

 저는 그런 생각을 했습니다. 이런 끔찍한 범죄가 일어날 때마다 욕하고 비난하는 것이 당연한 반응이라는 건 압니다. 하지만 우리가 피해자가 아닌 이상, 타인을 그렇게 쉽게 욕하고 비난할 자격이 과연 우리에게 있을까요? 지금 이 순간에도, 어딘가에선 어떤 아이가 부모의 학대와 폭력 속에서, 세상의 무관심 속에서, 조금씩 범죄자가 되어 가고 있는지도 모릅니다. 그 아이 곁에서 아무것도 하지 못한, 돕지 못한 나 자신이 누군가를 욕할 자격이 과연 있는 걸까요? 너무 자학하는 걸까요? 저는 그렇습니다. 지금 이 순간 또 다른 그 아이들을 위해 내가 뭘 하고 있나 생각하면, 그저 할 말이 없습니다.

자, 이런 극단적인 범죄가 아니더라도 우리는 일상에서 수없이 갈등하고 서로에게 상처를 주고, 다투기도 합니다. 사람은 누구나 완전히 상대방의 입장을 이해할 수는 없기 때문이죠. 하지만 대부분의 경우, 우리는 서로의 이야기를 듣고 이해하려 노력합니다. 그렇게 갈등을 해결해 나가려는 노력을 합니다.

그런데 지속적으로 범죄를 저지르는 사람들은 어떨까요? 그들은 상대의 고통이나 아픔을 느낄 수 없기 때문에 그런 일을 저지를 수 있고, 심지어 죄책감조차 느끼지 못할 정도로 감정이 무뎌지기도 합니다. 아주 사소한 갈등부터, 끔찍한 범죄에 이르기까지 그 원인은 결국 하나입니다. 바로 상대를 '공감'하지 못하기 때문입니다.

핵심은 바로 공감입니다.
그리고
공감은 사랑의 또 다른 이름입니다.

제가 본 사이코패스 관련 영상 중 가장 충격적이고 인상 깊었던 장면이 있습니다. EBS에서 제작한 다큐멘터리였는데, 미국에서 사이코패스를 대상으로 사람의 표정을 보고 감정을 맞히는 실험이었습니다. 누가 봐도 분명한 표정의 사진이었지만, 결과는 정말 충격적이었죠.

[그들은 웃는 얼굴과 우는 얼굴을 잘 구분하지 못한다. 사람의 감정을 전혀 느끼지도 읽지도 못한다.] 그들은 자기의 감정도, 타인의 감정도 느낄 수 없었습니다. 결국 '공감'을 하지 못했던 것이죠. 저는 이 '공감'이라는 단어의 또 다른 이름이 바로 사랑이라고 생각합니다. 내가 느끼는 것처럼 상대방도 어떤 감정을 느끼고 있는지, 늘 관심을 가지고 바라보며, 거울처럼 상대의 감정을 비추고 느낄 수 있는 힘. 그게 바로 공감이고, 사랑입니다.

사랑받아 본 적이 없고, 사랑하는 법을 모르기 때문에 남을 사랑할 수도 없는 이런 사람들을 통해 범죄가 일어나고 있습니다. 비록 정도의 차이는 있겠지만, 우리도 일상 속에서 서로를 이해하지 못하고 공감하지 못할 때 갈등이 생깁니다. 그렇다면, 이제 질문을 하나 드릴게요. 한 사람이, 한 아이가 이 공감과 사랑을 처음 배우는 곳은 어디일까요? 바로 가정입니다. 아이가 사랑과 공감을 처음으로 배우는 공간. 그 가정이 무너지고 있기 때문에, 사회가 더 아파지고, 더 병들어 가고 있는 거예요.

[공감과 사랑을 배워야 하는 가정이 깨져 나가고 있는 것이 이 사회의 근본적인 문제입니다. 그래서 가정이 지켜져야 합니다.] 세상이 아무리 변해도, 어린아이가 이렇게 말하는 날이 올 수 있을까요?

"요즘 분위기가 이렇잖아요. 엄마, 아빠 없어도 괜찮아요. 난 쿨하니까요! 인생은 혼자 왔다가 혼자 가는 거죠. 부모? 꼭 필요하진 않아요!" 아니요. 절대 그런 날은 오지 않을 겁니다. 한 아이가 한 인간으로서 인간답게 성장하기 위해 가정이 필요하다는 것은, 누구도 부정할 수 없는 사실입니다. 아이를 키워보신 부모님이라면 아실 겁니다. 아이에게 부모란 어떤 존재인지, 부모의 사랑이 얼마나 절대적인 것인지. 세상이 아무리 변해도, 변하지 않는 진실이 있습니다. 아이에게는 부모가 절대적으로 필요한 존재라는 사실입니다. 그래서, 가정은 지켜져야 합니다. 그렇다면, 그것이 정책만으로 가능할까요? 아니죠. 근본적으로 가정을 지키기 위해서는 부모, 그러니까 부부인 남녀의 사랑이 지켜져야 합니다. 모든 문제 상황에 대처하기 위해서는 두 가지가 함께 이루어져야 합니다.

지금의 문제를 치료하는 것과 앞으로의 문제를 예방하는 것. 현재의 심각한 가정 문제는 위기 가정에 대한 적극적인 상담과 치료를 통해 해결해야 하고, 부모님들은 성과 사랑에 대해 진지하게 고민하고, 아이들과 정직하게 이야기할 수 있어야 합니다. 또한, 연인과 예비 신혼부부를 위한 성과 사랑, 관계 교육이 반드시 이루어져야 하고, 나아가 청소년 교육 과정 안에서도, 성과 사랑, 그리고 '가정'에 대해 단계적으로 깊이 있게 고민할 수 있는 시간을 만들어 주어야 합니다.

남녀 사랑의 중요성

한 가정이 바로 서기 위해서는 부부의 사랑, 즉 남녀의 사랑이 먼저 바로 서야 합니다. 그렇다면, 그 '사랑'은 과연 어떤 사랑이어야 할까요? 우리가 살아가면서 가장 쉽게 변하고, 쉽게 끝나는 사랑이 남녀 간의 사랑인 것처럼 보일 때가 있습니다. 심지어 "사랑은 변하는 거야!" 하고 외치는 광고 문구까지 있었을 정도니까요. 이제는 정말, 사랑에 대한 정의가 절실히 필요한 때입니다.

가족이라는 이름으로 연결된 사람들 중, 오직 성인이 된 두 사람

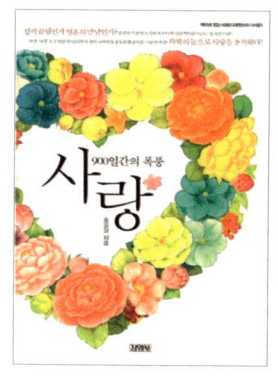
의 결단과 약속으로 만들어지는 관계가 바로 '부부'입니다.

 부모도 아니고, 형제도 아닌, 내가 스스로 선택한 가족, 그게 바로 배우자입니다. 그런데 가장 쉽게 깨지는 관계가 이 부부라는 사실, 이상하지 않으신가요? 제가 추천하고 싶은 책이 하나 있습니다.『사랑, 900일간의 폭풍』이라는 책인데요. 그중 인상 깊었던 구절을 나누고 싶습니다.

[시간은 뇌에서 열정을 앗아가지만 익숙함을 선사하고, 심장박동을 무디게 만드는 동시에 편안함도 가져다준다. 시간은 사랑을 좀먹기도 하지만. 시간은 두 사람을 익숙한 연인으로 길들이기도 한다. 사랑은 결국 두 사람의 몫이 아니던가. 연인 앞에 막막히 흐르는 시간이라는 강. 연인은 그 강을 건너야 한다. 그들은 어린 왕자에게 들려준 사막여우의 말을 기억할 필요가 있다. "네가 너의 장미를 그토록 소중하게 생각하는 건 그 꽃에 바친 시간 때문이야."]

정말 멋진 말이지요!

이 구절은 우리에게 이렇게 말해 주는 것 같습니다. 열정은 사랑의 전부가 아니라, 시작일 뿐이다. 호르몬의 작용으로 생겨나는 그 강렬한 설렘은 순간의 환상일 수 있습니다. 하지만 진짜 사랑은, 시간이 지나도 함께 걸어가는 그 길 위에서 만들어지는 것입니다. 사랑은 노력이고, 선택이고, 책임입니다. 서로에게 특별한 존재가 되기 위해서는 공통된 시간 속에서 함께 만들어 가야 할 것이 너무나도 많습니다. 이렇게 깊고 성숙한 남녀 간의 사랑을 통해서만이, '부부'라는 이름으로, 그리고 '부모'라는 이름으로 세상에서 가장 소중한 자녀에게 가장 따뜻한 사랑의 울타리가 되어 줄 수 있습니다. 이 챕터에서 가장 중요한 메시지는 두 가지입니다.

첫 번째, '공감'입니다. 세상에서 일어나는 크고 작은 갈등과 문제들, 그 뿌리를 들여다보면 결국 공감의 부족에서 비롯됩니다. 그리고 그 공감은 단순한 기술이 아니라, 사랑에서 비롯된 감정입니다.

'공감은 사랑이다'

상대의 입장을 헤아리고, 마음을 느끼고, 아파할 수 있는 힘. 그것은 누군가에게 진심으로 관심을 갖고 바라보는 사랑에서만 나올 수 있습니다. 그리고 그 공감과 사랑을 처음 배우는 곳은 바로 '가정'입니다. 엄마와 아빠를 통해, 아이는 처음으로 사람과 마음을 나누는 법을 배웁니다. 따뜻한 시선, 다정한 말투, 포근한 품… 공감과 사랑은 그렇게 한 아이 안에 심어지는 것입니다.

두 번째, '남녀 간의 책임 있는 사랑'입니다.
한 가정의 시작은 바로 부부, 성인이 된 남녀 두 사람의 '사랑'에서 출발합니다. 이 사랑은 단지 열정이나 끌림에서 그치는 것이 아니라, 시간 속에서 깊어지고 단단해지는 애착의 여정이기도 합니다. 사랑은 한순간 반짝이는 감정보다, 서로의 삶에 머무르기로 선택한 책임 있는 약속입니다. 익숙함 속에서도 상대를 바라보는 따뜻한 마음, 지나온 시간 속에서 쌓여가는 이해와 배려, 이 모든 것이 성숙한 사랑, 어른의 사랑입니다. 그리고 그런 어른의 사랑이 만들어 내는 공간이 바로 아이에게 세상에서 가장 안전한 울타리가 되어 주는 '가정'입니다.

이성 교제, 어떻게 해야 할까?

이성 교제에 대해 본격적으로 이야기하기 전에, 먼저 아이들에게 이런 질문을 던져 봤습니다. "남자와 여자는 친구가 될 수 있을까?" 아이들의 반응은 어땠을까요? 거의 대부분이 '가능하다'고 말했습니다. 아이들의 이야기를 먼저 들어 볼게요.

> "서로 이성적인 감정이 없다면 친구 사이가 유지될 수 있을 거예요."
> "그냥 남자와 여자끼리 마음이 통할 수도 있고, 같은 사람이고 친해지는 게 자연스러운 거니까요."
> "같은 인간이고 성별만 다를 뿐이라서 친구가 될 수 있어요."
> "오래된 소꿉친구나, 이성적으로 느껴지지 않는, 친한 사이인 친구도 있잖아요."

> "똑같은 사람인데 친구가 못 될 이유가 없어요."
> "현재 나와 그렇게 지내는 친구가 있기 때문에 가능하다고 생각해요."
> "동성 친구와 같은 감정으로 이성 친구를 사귈 수 있어요."
> "서로 마음이 없으면 돼요. 친구 이상으로 생각하지 않게 딱 선을 지키면 돼요."

정리하자면, '이성적인 감정만 없다면, 남녀는 친구가 될 수 있다'는 전제가 깔려 있는 의견들이었죠. 하지만 이런 반대 의견도 있었습니다.

> "불가능해요. 친하게 지내다 보면 어느 순간 이성적으로 느껴지게 돼요."
> "원래 친구에서 연인 사이로 발전하는 거예요."
> "속옷만 입고 단둘이 있는 상황인데, 진짜 아무렇지도 않을 수 있나요?"

이런 의견도 있었어요.

> "남녀 사이에 확신이나 자신이 있다는 건 참 대단한 일이거나, 남녀 관계를 아직 잘 모르는 걸 수도 있어요."

이처럼, 아이들 사이에서도 생각은 다양했습니다. 남녀 사이의 우정은 '가능하다' vs '어렵다'로 나뉘었지만, 공통적으로 느껴지는 건 감정의 선을 명확히 인식해야 한다는 필요성이었어요.

남자 사람 친구, 여자 사람 친구… 어디까지 괜찮을까요?

아이들에게는 '남자와 여자 사이에도 친구가 가능할까?'라는 질문뿐 아니라, '그 친구와 어디까지가 괜찮은 행동일까?'라는 고민도 참 많습니다. 이런 질문을 주고받으며 다양한 상황을 함께 상상해 보는 건 아이들에게 큰 도움이 됩니다. 저 역시 이 질문을 오랫동안 고민했어요. 대학교를 졸업하고 사회생활을 시작했을 때도 말이죠. 저는 예쁘게 생기진 않았지만, 함께 일하거나 활동하면서 정이 들게 되는 스타일이에요. 그래서 처음엔 친구로 지내다가 고백을 받는 경우가 종종 있었죠. 요즘 말로 하면 '볼매(볼수록 매력 있는 사람)'였달까요? 그런 상황이 참 난감하고 고민이 됐었어요. 어느 날, 고등학교에서 강의를 마치고 내려오는데, 강당을 가로질러 한 예쁜 여학생이 다가와서 이런 질문을 했습니다.
"선생님, 저는 남사친이 많은데요. 그냥 여자 친구들이랑 손잡고 팔짱 끼는 것처럼, 남사친이랑도 그렇게 해도 되는 걸까요?" 얼마나 깜짝한 질문인가요? 이런 고민을 꺼내 놓고 물어볼 수 있다는 것 자체가 너무 귀하고 기특한 일이지요. 속으로는 '그래, 넌 예쁘니까 더 고민도 많겠구나…' 싶었어요. 저는 이렇게 대답해 주었어요.

"샘도 사실 그런 거 너무 좋다고 생각해. 그냥 보면 아무 문제 없어 보여. 근데 이렇게 한번 상상해 보자. 네가 남자 친구가 있는데, 그의 여사친들이 옆에서 손도 잡고 팔짱도 끼고 있어. 심지어 너보다 예쁘고, 성격도 좋아. …괜찮을까? 완전 쿨하게 넘길 수 있겠어? 지금은 친구니까 괜찮다! 하고 말할 수도 있겠지만, 그 상황에서 진짜 괜찮을지는 그때 돼 봐야 알 수 있거든. 그리고 하나 더 생각해 보자. 네가 손잡고 팔짱 끼는 남사친들, 그 친구들이 진짜 아무 감정도 없을까? 혹시 한 명쯤은 마음이 흔들리는 중일 수도 있지 않을까? 우리 스스로는 선을 잘 지킨다고 해도, 상대의 마음까지 확신할 수는 없으니까. 그래서 관계에는 '배려의 선'이 필요해."

이런 질문을 해 주는 아이가 있다는 것 자체가 참 고맙고 반갑습니다. 요즘 아이들은 대부분 남녀 공학에서 자라기 때문에, 동성 친구처럼 자연스럽게 지내는 이성 친구들이 많아요.

그래서 서로에 대한 감정과 경계를 생각해 보는 연습이 특히 중요하다고 생각합니다. 또 하나 생각해 봐야 할 부분은 이성인 '친구'간의 스킨십에 대해서 물어봤을 때 처음에는 손잡기, 가벼운 포옹, 어깨동무 등이 괜찮다고 이야기를 하는데 각자가 기준이 달랐다는 겁니다. 그래서 꼭 짚어 줘야 할 부분이 있습니다.

"친구 사이에도 선은 필요해. 특히 사귀는 사람이 있는 경우, 그 사람이 함께 있어도, 혹은 우연히 봐도 오해하거나 불편하지 않을 정도의 행동이 무엇인지 스스로 정해 보는 게 중요하겠지."

이건 단지 '이성 교제'를 넘어서 서로를 배려하고 존중하는 태도에 대한 이야기예요. 우리가 살고 있는 사회에는 당연하게 여겨지는 것들이 다른 나라에서는 전혀 다르게 받아들여지는 경우가 많습니다. 저는 남미에서 2년 정도 생활한 적이 있어요. 그곳 사람들의 인사는 아주 따뜻했습니다. 서로를 꼭 안아 주고, 양 볼에 입 맞춤 소리를 내며 인사하는 것이 자연스러운 문화였죠. 처음에는 굉장히 낯설었지만, 시간이 지날수록 그 문화가 너무 좋았어요. 그저 짧은 인사만으로도 사람과 사람 사이가 가까워진다고 느낄 수 있었거든요. 그 경험을 통해 배운 건 이런 거예요.

"어떤 행동이 친밀함을 표현하는 방법이 될 수도 있고, 어떤 행동은 선을 넘는 것으로 느껴질 수도 있다. 그 기준은 사람마다, 문화마다 다르다."

중요한 건 상대와 나, 그리고 우리가 함께 살아가는 사회가 기준을 어떻게 만들어 가느냐입니다.

"내가 사랑하는 사람이 있다면, 서로 어떤 행동이 괜찮은지, 어디까지가 불편하지 않은지를 대화를 통해 정하는 것이 필요하다."

서로의 기준이 다를 수 있으니까요. 이런 소소한 대화 속에서 서로를 더 잘 이해하게 되고, 생각의 차이를 조율해 가는 과정 자체가 건강한 관계를 만들어 갑니다.

이성 교제에 대해 저는 이렇게 생각합니다. 제가 살면서 가장 아쉬운 것 중 하나는 학창 시절에 '남자 사람 친구(남사친)'을 많이 만들지 못한 것이에요. 저는 지금도 이렇게 생각해요. 친구로서 이성을 깊이 알아가고, 우정으로 경험하는 것은 청소년 시기에 이성에 대해 자연스럽고 건강하게 배워가는 가장 멋진 일이 아닐까 하고요. 그런 과정을 충분히 겪고 나면, 성인이 되어 나와 잘 맞는 좋은 사람을 만났을 때 더 깊게 진짜 사랑을 할 수 있을 거라 믿어요. 지금도 저는 배우자를 보면서 '와, 남자란 존재는 이렇게 다르구나!' 하는 걸 정말 많이 느끼며 배워 가고 있어요.

이런 걸 청소년 시절에 조금이라도 더 일찍 알게 된다면, 연애와 결혼 생활에서 시행착오와 시간을 아낄 수 있지 않을까요? 그만큼 중요한 배움이라고 생각해요. 그래서 아이들이 스스로 생각하게 도와주면 좋겠어요. "청소년 시기에 연애가 나한테 어떤 도움이 될까? 언제 사귀는게 좋을까?"

학창 시절 이성 교제를 하다 보면, 서로에게 많은 시간을 쏟게 돼요. 그러다 보면 자연스럽게 다른 친구들과의 관계가 한정적이 될 수밖에 없고, 동성 친구들과의 소중한 추억들도 줄어들 수 있어요. 또한, 이성과 친구로 지내면서 배울 수 있는 자연스러운 관계 경

힘들도 줄어들 수 있죠. 그래서 저는 청소년기에는 이성과 꼭 연애가 아니더라도 친구로, 동료로, 같이 자라는 관계로 지내보는 경험이 무척 소중하다고 생각해요. 그 시간이 쌓일수록, 나중에 더 좋은 사람을 알아보고 더 건강한 사랑을 할 수 있을 테니까요.

자! 그래도 사귀는 친구들이 많을 테니 학생이고 미성년자라면 성관계에 대한 기준이 분명히 있어야 하겠지요? 그 부분도 이야기를 나눠 봐야겠습니다.

성관계 언제 해야 좋을까?
나를 위한 선택

미성년자의 성관계에 대한 질문에 아이들의 대답을 들어 볼까요?

- 둘이 마음이 맞으면 아무 때나 괜찮다고 생각해요.
- 어릴 때는 하지 말라고들 하시는데 경험이 있으면 좋을 것 같아요.
- 성관계는 자기의 자유니까 자유롭게 해도 된다고 생각해요.
- 나이에 상관없이 서로 좋으면 해도 된다고 생각해요.
- 하고 싶으면 하는 거죠.
- 피임법만 잘 알면 맘대로 할 수 있다고 생각해요.
- 미리 섹스를 해 보는 것도 나쁘지 않아요. 4, 5, 6학년 때부터?
- 중1 때부터 된다고 생각해요. 정말 서로가 좋다면 반대할 이유가 없잖아요.
- 서로 동의하고 사랑하면 괜찮다고 생각해요. 우리에게는 신체의 자유가 있으니까요.
- 콘돔만 끼고 하면 된다고 생각해요. 섹스는 하되 강간은 안 돼요.

−해도 된다고 생각해요. 섹스는 사랑의 표현이기 때문에 충분히 해도 된다고 생각해요. 피임만 제대로 하면 아무 이상이 없을 것 같아요.
− 해도 된다고 생각해요. 우리나라에서는 미성년자의 성이 법에 의해 나라가 보호하게 되어 있지만 서로의 합의하에 하는 것은 괜찮다고 생각하기 때문입니다.

예상은 했지만 대답을 직접 들으니 더 걱정이 됐습니다. 수업의 본론으로 들어가기 전에 작성한 이야기의 대부분이 청소년기에 성관계가 괜찮다는 답변이었습니다. 그리고 그 이유는 어른들과 다르지 않았어요.

− 사랑하니까. 피임하고 하면 된다고 생각해요.

얼마나 간단명료한가요? 굳이 다른 여러 가지 복잡하게 생각 안 해도 되니까요. 사랑 없는 섹스는 안 될 것 같지만 사랑한다면 아무 문제가 없다는 겁니다. 사랑하니까! 하고 싶으니까! 자유가 있으니까! 복잡하게 생각 안 해도 되면 얼마나 편할까요? 하지만 그러기에는 우리의 성이 전혀 괜찮아 보이지 않습니다. 아이들이 이런 생각을 갖게 된 이유는 뭘까요? 우리는 먼저 생각해야 할 매우 중요한 것을 미뤄 둔 것 같습니다. 아이들의 대답에 공통점이 있었습니다. 섹스를 해도 괜찮다는 아이들은 답이 짧아요. 그리고 이유가 간단해요. 그래서 더 이상 할 말이 없어 보입니다.

사랑하고, 동의하고, 피임하면 OK?

물론 모든 아이들이 '괜찮다'고만 말하는 건 아니었습니다. 조금은 다른 시각에서, 더 깊이 생각해 본 친구도 있었어요. 중간 정도의 입장인 아이의 답변도 볼까요.

> "청소년기에 섹스를 해도 된다고 생각합니다. 여자와 남자가 서로 사랑한다면 충분히 해도 됩니다. 그렇다고 나만 여자를 사랑한다고 관계를 가지려고 하면 그런 건 안 될 것 같아요. 또한 청소년기에는 관계를 가져도 1~2번이어야 할 것 같습니다. 짧게 생각하지 말고 길게 생각을 한 뒤 관계를 맺어야 한다고 생각합니다. 어린 나이에 관계를 맺어 아이를 가지면 낙태를 하는 가능성이 많으니 피임을 하면서 해야 할 것 같습니다."

이 친구는 단순히 '하고 싶으면 한다'는 말보다 조금 더 구체적으로 고민한 흔적이 보였습니다. 특히 '일방적인 감정만으로는 안 된다'는 말이나 '길게 생각한 뒤에 해야 한다'는 부분은 성관계를 조금은 책임감 있는 시선으로 바라보고 있다는 걸 느낄 수 있었어요. 그렇다고 해서 '1~2번만 괜찮다'는 식의 생각이 과연 현실적으로 쉬운 일인가? 그건 어른인 우리도 잘 알지요. 그렇게 조절한다는 게 말처럼 쉽지 않다는 것, 그러니 더 많은 이야기가 필요합니다. 청소년기에 성관계가 안 된다는 소수의 입장도 들어 보겠습니다.

> "안 된다고 생각합니다. 청소년 시절에 성관계를 한다면 능력도 되지 않는데 아이를 출산할 수도 있고, 다 성장하지 않은 몸이라 하는 것은 안 좋을 것 같습니다. 혹시 하게 된다면 피임을 잘하고 믿을 만한 사람과 진짜 사랑하는 사람과 해야 하는 것 같습니다."

> "행동에 책임을 질 수 있다면 할 수 있다고 생각합니다. 하지만 차후에 발생하는 일로 청소년 때에만 누릴 수 있는 시간들과 혜택을 포기하는 것까지 감수해야 할 것 같습니다."

이런 의견을 듣고 나면, '정말 믿을 만한 사람', '진짜 사랑', '책임질 수 있는 자세'라는 몇 가지 중요한 기준이 떠오릅니다. 성관계를 할 수 있느냐 없느냐를 단순히 '된다/안 된다'로 나누기보다는 어떤 조건과 태도 아래에서 가능한 것인지 아이들도 고민할 수 있어야 하고, 어른들은 그 방향으로 대화를 이끌어 주어야 하지 않을까요? 마지막 친구의 대답은, 제가 평소 수업에서 강조해 왔던 메시지를 가장 정확히 표현해 준 말이기도 했습니다.

청소년기에 성관계를 해서는 안 된다고 말하는 데에는 분명한 이유가 있습니다. 그저 어리니까 안 된다고 막는 게 아니라, 믿을 수 있는 사람, 진짜 사랑, 책임질 수 있는 태도라는 몇 가지 중요한 조건들이 먼저 갖춰져야 한다는 뜻이죠. 아이들에게도, 최소한 그 정도까지는 생각해 볼 수 있게 해 줘야 합니다. 마지막에 답한 친구의 말은 제가 평소 수업에서 아이들에게 강조해 온 내용과 가장 가까웠습니다. 이미 여러 차례 수업 시간에도 자연스럽게 흘러나왔던 이야기이지만, 이번 설문에서 아이들의 솔직한 대답을 보며 저도 다시 한번 마음이 복잡해졌습니다.

예상은 했지만, 막상 직접 들으니 걱정이 더 커졌습니다. 그리고 동시에, '역시 교육은 길게 보고 가야 하는 거구나.', '몇 번의 수업으로 아이들의 생각이 갑자기 깊어지진 않는구나.' 하는 사실을 절실하게 느꼈습니다. 같은 수업을 듣고도 이렇게나 다른 생각을 하다니! 그만큼 성과 사랑이라는 주제는 아이들에게 시간을 두고 깊이 고민할 수 있는 기회가 꼭 필요하다는 걸 알게 됐습니다. 또 하나 느낀 점은, 질문이 달라지면 아이들은 다시 원래의 생각으로 돌아간다는 거예요. 아직 그 생각의 이유가, 마음 깊은 곳에서 '진짜 내 것'이 되지 않았기 때문이겠지요. 그건 아주 자연스러운 감정의 흐름입니다.

하지만 한 가지 분명한 건, 내가 소중하게 지키고 싶은 가치가 있다면 그 가치를 지킬 수 있는 명확한 이유도 함께 있어야 한다는 점입니다. 누군가를 좋아하고 사랑하게 되는 데에는 사실 이유가 필요하지 않을 수도 있어요. 그건 마음이니까요. 하지만 그 사랑을 끝까지 지켜 내기 위해서는 스스로 납득할 수 있는 이유와 의미가 필요합니다.

부모와 자식 간의 사랑은 어쩌면 이유 없이 느껴지는 사랑일지도 모릅니다. 내가 선택한 생명을 세상에 태어나게 한 순간부터 책임지고, 희생하고, 돌보는 것이 너무나 당연하니까요. 그러나 남녀 간의 사랑은 다릅니다. 의지로 시작한 사랑이기에 가치를 찾고, 의미를 부여해야 지켜낼 수 있습니다. 그렇지 않으면 쉽게 흔들리고, 쉽게 무너지고 말아요.

사람은 어떤 가치를 가지고 살아가느냐에 따라 삶을 선택하기도 하고, 때로는 삶을 포기하기도 합니다. 아무리 힘든 상황에서도 살아야 할 이유, 붙잡고 싶은 의미를 찾은 사람은 살길을 만들어 냅니다. 반대로, 그 의미를 찾지 못한 사람은 살아갈 힘을 잃고, 스스로를 놓아 버리기도 하죠. 그러니 사랑의 가치와 의미를 찾아야 합니다. 그래야만 내가 진짜 원하는 사랑을 할 수 있고, 내 삶을 내 힘으로 선택할 수 있으니까요. 삶과 관계, 그 중심에는 '가치'와 '이유'가 있어야 합니다.

성에 대한 모든 주제, 그리고 인생에 대한 깊은 질문들. 그 중심에는 늘 '관계'가 있습니다. 그리고 그 관계 속에서 내가 하는 행동 하나하나에 분명한 가치와 이유가 있어야 합니다. '그냥' 하면 안 됩니다. 왜냐하면 그 가치와 이유가 없으면, 상황이 바뀌거나 힘든 일이 닥쳤을 때 쉽게 포기하게 되기 때문입니다. 특히 누군가와의 관계 속에서 상대의 생각을 열린 마음으로 듣고, 내 생각과 비교해 보고, 거기에서 다시 내 생각을 명확히 다듬어 가는 일은 삶을 살아가는 데 꼭 필요한 훈련입니다. 그리고 바로 이 시기—

사춘기, 청소년기는 그러한 삶의 가치와 의미, 이유를 스스로 찾아 가는 시간입니다. 사춘기는 한자로 '생각하는 봄의 시기' 입니다. 참 예쁜 말이죠?

"사춘기는 삶의 가치에 대해 깊이 생각하고 성장하는 시간입니다."

아이들과 이야기를 나누고, 계속 질문하면서 생각을 이끌어 내는 토론 시간은 정말 뜻깊고 재미있는 경험입니다. 현실적인 교육 환경에서는 자주 만들어 내기 어려운 시간이기도 하지요. 그중에서도 '성'이라는 주제는 아이들이 평소에 꺼내기 힘들었지만 꼭 나누고 싶었던 이야기라서 아이들은 집중합니다. 그리고 나와 다른 친구들의 생각을 듣는 순간, 생각도 한 뼘 더 자라납니다.

완벽한 답보다, 지금의 답을 말해 주세요. 우리는 '지금 내가 할 수 있는 최선의 답'을 아이에게 주는 게 중요합니다. 그러니까, 두려워하지 마세요. 정답이 아니어도 괜찮습니다. 아이와 함께 고민하고 대화하려는 그 마음이 답이에요. 예를 들어 이렇게 하면 어떨까요?

"엄마, 아빠가 지금 생각하는 결론은 이거야. 그런데 더 좋은 생각이 있을지도 모르니까, 앞으로도 계속 함께 이야기해 보자. 너랑 이런 이야기하는 거 너무 좋다."

이런 대화가, 아이의 마음에 신뢰의 씨앗을 심어 줍니다. 그리고 앞으로 더 많은 이야기의 문을 열어 주지요. 사랑한다고 성관계를 해도 되는 걸까? 이번 주제에서는, 청소년기의 성관계에 대해 '서로 사랑하고 합의하면 괜찮다'는 의견이 많았습니다. 나이는 크게 중요하지 않다고 말한 친구들도 있었어요. 하지만 대화를 이어가며 저는 새로운 질문 하나를 던졌습니다.

"그렇다면, 사랑한다는 건 뭐지?"

그 순간, 아이들의 눈빛이 조금 달라졌습니다. 그 질문은 단순히 '해도 되냐, 안 되냐'의 차원을 넘어서, 스스로의 감정과 가치에 대해 한 걸음 더 깊이 들어가게 하는 질문이었거든요. '사랑이란 뭘까?'라는 질문을 던지자 아이들의 생각이 조금씩 달라지기 시작했습니다. "청소년기에 성관계를 하는 건 조금 아닌 것 같아요." 다시 스스로 의견을 정리하는 아이들이 하나둘 생겨났습니다. 그 변화의 시작은 '가르침'이 아니라 '질문'과 '생각의 여지'였습니다.

아이들과 이야기했습니다.

"100퍼센트 완벽한 사랑은 없어. 하지만 서로 열렬히 사랑하고, 서로에게 헌신하고, 평생 함께하자고 약속하는 순간 우리는 이제 겨우 마라톤의 출발선에 서는 거야. 진짜 사랑은, 그 출발선에서 손을 잡고 함께 달리기로 한 사람과 약속을 지켜 나가는 과정 속에서 커 가는거지."

 그 약속을 지키는 일은 분명 쉬운 일은 아니에요. 하지만 가장 의미 있는 일이라고 아이들에게 전해 줍니다. 성관계는 단지 나이로만 판단할 문제가 아닙니다. 그보다 더 중요한 건 사랑의 본질을 이해하고 있는가입니다. 그리고 그 본질은 바로 '희생과 책임'입니다. 누군가와 성관계를 맺는다는 것은 감정 이상의 깊은 책임이 따르는 일입니다. 그 결과에 대해 책임질 준비가 되어 있는가, 그 사람과의 관계에 헌신할 마음이 있는가. 그런 준비와 약속이 된 상태에서 서로를 깊이 아끼며 나누는 성관계야말로 가장 멋지고 행복한 성관계라는 이야기를 들려주었습니다.

 '생리를 안 해요, 임신인가요?' 청소년 성 상담 게시판에 자주 올라오는 질문입니다. 사랑의 결과가 설렘과 기쁨이 아니라 두려움과 걱정뿐이라면, 그건 우리가 다시 생각해 봐야 할 신호 아닐까요? 성관계는 단순히 서로를 사랑한다고 믿는 감정만으로 결정할 수 있는 문제가 아닙니다.

 아이들에게는 충분히 생각하고, 질문하고, 고민할 수 있는 시간이 필요합니다. 그 시간을 기꺼이 기다려주는 것, 그게 진짜 어른이 아이에게 줄 수 있는 사랑입니다.

 '성과 사랑'이라는 주제를 이야기하는 건 처음부터 자연스럽기 어렵습니다. 부모에게도, 아이에게도 어색할 수 있습니다. 그래서 처음엔 '의도'를 가지고 시작해야 해요. 하지만 진심을 담아 꾸준히 이야기하다 보면, 점점 더 편안하고 깊은 대화가 이어지게 됩니다. 우리는 아이가 건강한 성과 사랑을 하길 바랍니다. 그건 부모라면 누구나 바라는 마음입니다. 그러니 이렇게 말해 주세요.

> "엄마, 아빠도 너만 할 때 참 많이 고민했어.
> 그러니까 성이나 사랑에 대해 궁금한 게 있거나 마음이 복잡할 땐 언제든 편하게 이야기해 줘.
> 그냥 이렇게 같이 이야기 나누는 것만으로도 엄마, 아빠는 정말 기쁠 것 같아."

04
아이들과 실전 티키타카
part2. -성문화

야동과 자위,
숨기지 말고 이야기해요

 자위에 대한 이야기는 성교육에서 절대 빠질 수 없는 주제입니다. 사실 어른들도 자위와 야동에 대해 많은 고민을 안고 살아갑니다. 성인 남성들의 상담 중에는 자위나 야동 중독에 대한 고충이 의외로 많았습니다. 그걸 보며 더 확신이 들었습니다. '아이들에게는 반드시 편안하고 건강하게 이야기할 수 있는 공간이 필요하다.' 아이들이 성에 대해 편하게 말하지 못하는 이유는 우리 어른들도 편하지 않았기 때문 아닐까요? 청소년 아이들을 만나고, 아들들을 키우고, 배우자를 보며 느꼈습니다. 남자아이들이 참 안쓰럽구나. 어릴 적부터 고민하고, 혼자 죄책감을 느끼면서 살아가는 경우가 많겠구나. 그 모습을 보며 마음이 너무 아팠습니다. 만약 아이가 자신이 하고 있는 일에 대해, 그리고 그에 대한 고민을 엄마 아빠와 나눌 수 있다면 얼마나 편안하고 자유로울까요? '그런 대화'의 경험은 사춘기 아이들에게 진짜 큰 선물이 될 겁니다.

저는 아이들과 자위에 대해 직접 이야기해 보는 시간을 가졌습니다. 이게 정말 좋은 방법이라고 생각합니다. 교육적 의도를 가지고 이야기하는 것보다 아빠 엄마의 경험과 생각, 아이들의, 주변 친구들의 실제 경험을 재미있게 이야기하면서 자신이 느낀 부분, 생각한 부분을 이야기하면 자연스럽게 다른 생각들, 더 나은 게 무엇일지 고민할 수 있는 교육이 되니까요. 자위에 대한 이야기를 할 때는 특히 집중도가 항상 높습니다. 대부분 초등학교 5, 6학년이나 중학교 저학년 때 야동을 접하게 되었다고 합니다. 이야기를 나눠 보면 생각보다 많은 아이들이 자신의 경험을 이미 가지고 있고, 그에 대해 스스로 판단하고 있다는 걸 알 수 있습니다. 예를 들어, 남자아이들 중 많은 친구들이 '야동은 자위를 위해서 잠깐 보는 거지, 계속 보진 않아요.'라고 말했습니다. 대부분 한 시간 이내에 마무리된다고도 했습니다. 이런 이야기를 듣고 나면 우리는 그저 걱정만 할 게 아니라 함께 이야기할 시간을 더 많이 만들어야겠다는 생각을 하게 됩니다.

경험을 공유하는 것이 최고의 교육

자위에 대한 이야기를 할 때 아이들은 항상 집중도가 높습니다. 그건 그만큼 그들에게 중요한 주제라는 뜻입니다. 이럴 때, 엄마 아빠의 진짜 이야기는 아이의 마음을 열 수 있는 가장 효과적인 방법이 됩니다. "엄마도 어릴 땐 몰랐단다." "아빠도 그런 경험 있었어." 이런 말 한마디에 아이들은 더는 혼자가 아니란 걸 느낍니다. 자위를 무조건 나쁘다고 하기보다는, 어떤 점이 건강하고, 어떤 부분이 중독이나 외로움으로 이어질 수 있는지를 함께 고민해 볼 수 있다면 그게 바로 진짜 성교육 아닐까요?

저는 아이들과 이야기하면서 제 경험도 자연스럽게 나눴습니다. 예전에 저도 야동의 출처를 몰라서 유튜브에서 야한 영화 리뷰 같은 걸 찾아본 적이 있어요. 뭔가 감질나고, 뒷부분이 궁금한데 맥없이 끝나는 느낌이더군요. 결국 영상 하나 찾으려고 정말 까만 밤을 하얗게 지새운 적도 있었어요. 아이들에게 '진짜 오래 봤다'는 이야기를 하니까 굉장히 신기해하더라고요. 반대로, 아이들은 '야동은 자위 끝날 때까지만 봐요.', '보통 한 시간 안에 끝나요.'

라고 말하더라고요. 오히려 저는 그 말이 새로웠습니다. '생각보다 많이 안 보는구나.' 처음에는 시간이 많이 걸릴 수 있지만, 점점 익숙해질수록 목적한 바가 끝나면 바로 시청을 종료한다는 거였어요. 제가 진짜 야동을 심도 있게(?) 본 경험은 배우자와 연애를 할 때였습니다. 성교육에 참고하고 싶어서 '야동을 공유해 달라'고 부탁했거든요. 정말 제대로(?) 공유해 줘서 종류별로, 나라별로 다양하게 접할 수 있었습니다. 그때 처음으로 남자들이 즐겨 보는 '일반적인 야동'이 어떤 건지 알게 됐어요. 그리고 충격도 받았습니다. 사랑하는 남녀의 이야기는 거의 없고, 생식기 클로즈업, 피스톤 운동, 이런 장면이 중심이더라고요.

"이게 재미있다고…? 계속 똑같은데? 정말 다르구나. 신기하다." 사람 차이는 당연히 있겠지만 알수록 남녀가 다르다는 생각을 하게 되었어요. 여러분은 어떤 야동의 경험과 자위의 경험을 갖고 있나요? (엄마 아빠가 서로의 경험과 생각을 나눈 것도 너무 재미있겠어요.) 아이들은 각자 자위의 장단점을 이야기했습니다.
"욕구와 스트레스를 해소할 수 있어요."
"성범죄를 막을 수 있어요."

두 가지를 장점으로 꼽았습니다. 자위나 성매매 장점을 물어보면 꼭 나오는 이야기가 바로 성범죄를 예방한다는 겁니다. 단점은 피곤하고 집중력이 떨어진다는 것이었습니다. 본인들이 가장 잘 알아요. 아이들의 이야기를 들어 보고 우리가 자위에 대해 생각해 봐야 할 부분에 대해 질문을 던져 보았어요.

자위는 내 몸과 마음에 어떤 영향을 줄까요? 우리는 몸을 가지고 태어났습니다. 내가 나의 몸을 자극하고 만지는 것이 무조건 나쁘다고 할 수 있을까요? 남자아이가 태어나서 자연스럽게 고추를 만지고 놀아요. 좋은 기분도 느끼게 되지요. 그걸 나쁘게 생각하고 죄책감마저 갖게 하는 게 괜찮은 걸까요? 자위가 과연 내 몸 마음의 건강에 어떤 영향을 끼치는지를 생각해 봐야 합니다. 자위를 지속적으로 과도하게 했을 때 미래의 부부 관계에도 영향을 끼칠 수 있지 않을까요? 특히 '자위'가 야동과 연결될 때, 몸의 느낌이 아니라 영상을 보고 흥분하고, 급하게 해치우는 식의 자위가 반복되었을 때 어떻게 될까요? 사랑하는 사람과의 섹스는 자위와 다릅니다. 한 사람과의 지속적인 관계에서 야동처럼 자극적인 걸 내 취향대로, 마음대로 고를 수 있나요? 자위처럼 내가 편하고 쉽게 사정하면 끝일까요? 이런 야동과 반복적으로 연결된 자위의 결과가 미래의 사랑하는 사람과의 성관계에 긍정적일지 부정적일지에 대해서 생각해 봐야 한다는 이야기를 하면 아이들은 진지하게 생각합니다.

"진짜 사랑하는 사람과 결혼을 했는데 자극적인 야동에 익숙해져서 발기가 안 된다면? 어떨 것 같아? 야동을 틀어 놓고 빨리 끝내 버리는 식의 자위는 앞으로의 성생활에 전혀 도움이 안 돼요. 몸의 느낌에 집중하는 자위를 해 봐요. 그냥 내 몸이 어떤 때 기분이 좋은지 알아 가는 거야."

아이들이 알아 가야 하는 것은 내 소중한 몸이 느끼는 자극이 중점이 되어야 하고, 무분별하게, 상업적으로 소중한 성을 왜곡하는 야동이 아니라는 걸 아이들이 생각할 수 있는 시간을 줘야 합니다. 이상적인 야동이란? 저는 가끔 생각해 봅니다. '야동도 아름다울 수 있을까? '진짜 사랑'이 담긴 섹스를 보여 주는 야동이 있다면 어떨까?' 사랑이 있는 섹스는 참 아름답습니다. 존중과 감정이 오가는 깊은 교감은 몸을 넘어 마음을 움직이거든요. 실제로 사랑하는 부부가 서로를 향한 신뢰와 애정을 바탕으로 나누는 섹스는 우리가 흔히 알고 있는 성적 쾌락을 넘어서 더 깊고 넓은 세계를 보여 줄 수 있습니다.

 단지 몸의 접촉이 아니라, 마음이 맞닿고, 에너지가 오가는 그런 관계 말이에요. 만약 성적으로 성숙한, 사랑 깊은 부부가 그 아름다운 섹스를 보여 주고 그 과정을 진심으로 나눠 준다면 그건 누구에게나 큰 울림이 될 수 있다고 생각해요. 그런 영상은 야동이라기보다는 '사랑의 다큐멘터리'에 가까울지도 몰라요. 부부를 위한 교육용 영상이 되겠지요? 꼭 필요한 것 같아요. 아이들과 건강한 야동은 무엇인지 질문하고 생각해 보는 것도 재미있겠습니다.

 저는 남자와 여자의 자위는 다르게 봐야 한다고 생각합니다. 남자아이를 키워 보니 남자에게 자위란 구조적으로 볼 때, 남자라면 기본적으로 스스로 습득하게 되는 스킬이라는 생각이 들었습니다. 일상에서 손으로 만지고 자극을 느끼는 게 물 흐르듯이 자연스럽습니다. 그것을 억지로 못하게 하는 게 부자연스러운 일입니다. 남자아이는 그런 식으로 몸과 성에 대해 배워 갑니다. 남자에게 자위는 너무 자연스러운 행동이라고 생각합니다. 다만 그 정직한 몸의 활동이 오염되지 않도록 잘못된 야동, 착취나 학대 상업적으로 만들어진 영상은 멀리해야 하겠습니다. 그리고 건강한 수준으로 조절하는 법을 배우면 더할 나위 없이 좋겠지요.

특히 이 부분은 아빠들의 역할이 매우 중요해요. 엄마가 마음을 따뜻하게 감싸 준다면, 아빠는 자신의 경험과 생각을 진솔하게 나눠 주는 것만으로도 아이에게 큰 영향을 줄 수 있어요.

반면 여자아이에게 자위는 다르다고 생각합니다. 여자아이도 유아 자위를 통해 성기에 대한 쾌감이나 자극을 느끼기도 합니다. 하지만 성장을 하면서 성기에 대한 관심이나 접근이 쉽지 않은 구조로 인해 남자에 비해 점점 관심이 멀어지게 됩니다. 예전에는 여자 친구들에게 자위를 물어보면 하는 사람이 거의 없다고 했습니다. 요즘 여자아이들이 자위를 많이 하는 이유는 불필요한 정보가 큰 역할을 한다고 생각합니다. 또래끼리 딱풀 소, 중, 대 중 어떤 선택을 할지 어떤 과일이 좋을지, 그런 불필요한 정보에 의해 자위를 일찍 하지 않았으면 좋겠습니다. 자연스럽지 않으니까요. 그런데 이미 정보는 넘쳐 나는데 어떻게 막을 수 있을까요? 초등학교 저학년까지는 부모님께서 아이가 사용하는 매체들에서 성에 대한 컨텐츠를 차단하는 게 효과가 있습니다. 아이의 스케줄

이 대부분 통제가 되니까요. 하지만 시간이 갈수록 차단하지 못하는 경우가 생기고 고학년이 되면 다른 아이를 통해 정보가 들어오기도 하니 당연히 정보 차단은 불가능해집니다. 그런 상황을 위해 제대로 된 소통의 창구를 만들어 두는 것이 가장 중요합니다.

저학년 때의 성교육은 성과 사랑의 의미, 남녀의 책임과 사랑, 생명의 탄생과 소중함 등의 이상적이고 긍정적인 내용으로 하되, 성을 나쁘게 표현하는 것을 접하게 된다면 엄마, 아빠에게 꼭 함께 이야기하도록 해야겠습니다. 결국 아이들과의 소통이 끊어지면 어떠한 좋은 영향도 줄 수가 없습니다.

> "몸은 정말 소중한데 몸은 함부로 대하는 것은 잘못된 거야. 모든 몸의 부분들이 중요해. 눈, 코, 입 다 중요하지. 그중에서 생식기는 '생명을 기르는 그릇'이라는 뜻처럼 생명을 만드는 곳이라서 정말 소중하게 관리를 해야 해. 만약 소중한 몸과 생식기를 함부로 다루는 걸 보게 된다면 그건 잘못된 거니까 함께 이야기해 보자"

남자아이의 자위는 어느 정도 정리가 됐는데 여자아이의 자위는 더 어렵다는 생각이 들었습니다. 어떤 기준을 가지고 이야기해야 할까요? 모든 교육의 기준은 항상 건강한 몸과 마음에 중점을 두어야 합니다. 그래서 청소년기는 몸과 마음이 성장하는 시기이고 생식기 또한 몸의 한 부분으로 청소년 후기(17세~21세)까지 성장을 하고 있다는 것을 이야기해 주세요. 그러니 우리가 성인이라고 인정하는 만 19세 이전까지는 건강한 몸으로 사랑하는 사람을 만나기 위해 몸의 보호가 중요하다는 걸 꼭 덧붙여 주면 좋겠습니다.

부모님들도 아시겠지만 성교육을 할 때 항상 우려하고 고민되는 부분이 있습니다. '아직 모르는 아이인데 이런 정보를 주는 게 오히려 이른 나이에 성에 대해 관심을 갖게 되는 역효과가 나지 않을까?' 그러나 고학년이 되면 어릴 때처럼 아이들의 생활을 속속들이 알기가 힘들게 됩니다.

그리고 우리가 모르는 사이에 어떤 식으로든 성에 대해 접할 기회가 많아집니다. 특히 핸드폰, 컴퓨터 동영상으로 상상할 수 없을 정도의 정보를 접하는 아이들에게 아무것도 모를 거라는 전제가 뭐가 도움이 될까요? 아이들이 자극적인 정보를 접할 수 있다는 걸 전제로 교육을 해야 합니다.

초등학교 고학년이 되면 그런 정보들에 노출될 수 있다는 것과 그런 것을 어떻게 받아들여야 할지, 상업화된 성의 모습도 알려줘야 합니다. 그리고 우리가 사랑에 대한 순수함을 잃지 않도록 옆에서 도와줘야 합니다. 역시 방법은 소통이 가장 우선이겠지요?

말로 표현되지 못하고 나누지 못한 생각과 감정들이 나에게 지속적으로 부정적인 영향을 줄 수 있다는 것도 알려 주세요. 그래서 충격적인 경험이나 스스로 소화하기 어려운 일들이 생기면 부모와 거리낌 없이 이야기하는 것이 가장 좋다는 걸 아이가 느낄 수 있어야 하겠습니다. 그러려면 평소에 성에 대해 이야기를 할 때 편안하고 자연스러운 분위기로 만들어 주는 게 가장 중요합니다. 특별한 이야기가 아니라 일상의 이야기가 되면 좋겠지요.

저는 타의로 자위를 배웠습니다. 무슨 말이냐고요? 배우자가 손으로 클리토리스를 만져 오르가슴을 처음으로 느끼게 해 줬습니다. 신세계였죠. '와! 남자는 이런 걸 어릴 때부터 느꼈다고? 뭔가 손해 본 기분이지만 이런 기분이 있다니 신기하고 이제라도 느끼게 해 줘서 고맙군.' 남자가 자위하는 영상을 접했을 때 보았던 현란한 손놀림과 속도에는 깜짝 놀랐습니다. '딸근' 들어 보셨나요? 딸딸이(자위)하는 근육을 딸근이라고 합니다. 딸근이 정말 생길 수밖에 없겠구나. 라는 생각이 들었어요. 수년 동안 수련한 손놀림을 어떻게 한 번에 따라 하겠습니까.

한번은 야동이나 자위에 대해 질문을 했을 때, 남자 친구들이 다들 해 봤다고 하는데 한 친구가 왜 그런 걸 얘기해야 하냐고 부정적인 말투와 표정으로 물어 왔습니다. 자신은 전혀 해 본 적이 없다고 이야기했어요. 개인차가 있겠지만 많은 남성들이 고민하는 부분이라 짚고 넘어간다고 이야기를 해 주었습니다. 성에 대해서 대부분의 아이들이 많은 지식을 알고 있다고 생각하지만 또 전혀 모르는 아이들도 간혹 있습니다. 이런 친구들을 배려하기 위해 이야기를 할 때 왜 이런 교육을 해야 하는지에 대한 배경을 이야기해 준다면 모두에게 거부감이 들지 않는 시간이 될 수 있을 것입니다.

실제로 중고생 성교육을 하는데 자위 질문이 나와서 답을 해 주었던 일이 있습니다. 저는 항상 몸과 마음이 건강한 자위에 대한 이야기를 합니다. 그 자리에 있던 다른 학생이 집에 가서 부모님께 이야기를 했고 이에 대해 항의를 하신 경우도 있었습니다. 중고생에게 자위에 대해 이야기 했다고 항의를 하시니 참 난감한 경우였습니다. 내 아이가 아직 모르는 부분인데 언제 알지는 모르겠지만 공식적으로 교육을 받지 않았으면 좋겠다는 생각이실까요? 그게 더 위험하지는 않을까요? 아이가 스스로 다른 경로를 통해 아는 게 더 나은 방법일까요? 그렇게 알아서 크기를 바라시는 걸까요?

 물론 부모님의 우려도 이해는 갑니다. 가치관이 빠진 성교육, 자극적이고 성적 자기 결정권, 피임을 강조하는 성교육도 있습니다. 저라도 그 교육은 받게 하고 싶지 않습니다. 그래서 외국에서는 미리 성교육의 내용을 부모들이 알고 아이를 참여시킬지 말지 결정한다고 미국에 살고 있는 친구에게 들었습니다. 그것도 참 현명한 방법이라고 생각합니다. 그러려면 엄마, 아빠들이 정말 성교육에 대해 먼저 고민하고 생각해 봐야 할 테니까요. 내가 가진 생각 중에 가장 나은 가치관을 제시해 주고 더 나은 방법도 함께 생각해 보자고 하면 좋겠습니다.

 이 편지는 제 유튜브를 보신 구독자분이 보내 주신 겁니다. 저에게는 너무나 감동적인 메일이라 공유 허락을 받고, 인적 사항은 변경하여 나눕니다. 자위로 고민하시는 분들께 도움이 되기를 바랍니다.

안녕하세요 강사님.

저는 어제 보자기 유튜브 채널에 댓글을 달고 구독 신청을 했던, 서울에 거주 중인 30대 남성입니다. ^^
제가 이렇게 메일을 드린 이유는 다름 아니라 감사의 말씀을 드리고 싶었기 때문입니다. ^^
우선 저에 대해서 잠시 말씀드려야 할 것 같아요.
저는 기독교인이고, 군대에서 신앙을 갖게 되어 신학교까지 갔을 정도로 나름대로 기독교 신앙에 대한 열정이 있었던 사람이었습니다. 그러나 대다수의 남성들이 그렇듯이, 저 역시 교회에 다니면서도 자위행위라는 것에서 자유로울 수 없었고, 늘 그것에 대해서 죄책감을 느끼곤 했습니다.

비기독교인들도 자위행위에 대해 죄책감을 느끼는 분들이 있겠지만, 저는 종교라는 굴레에 속해있었으므로 왠지 더욱 제 자신을 그러한 '성적인 행동들'로부터 지켜야만 할 것 같았죠.

교회 내의 너무도 많은 남자들(학생들, 청년들, 기혼자들, 중년들 포함)이 성적인 문제로 인해서 고통받고 고민하고 있지만, 대부분의 경우 교회에서는 제대로 된 답을 얻기가 힘든 것이 현실입니다. 다들 쉬쉬하고, 입 밖에 내지 말아야 할 분위기가 자연스레 형성되어 있죠.
물론 목회자와의 상담을 통해서 어느 정도 나의 사정을 알릴 수는 있지만, 실은 현실성이 떨어지는 추상적인 답변들만 하는 경우가 대부분입니다. 예를 들어, '기도로 이겨 내자.' 등등. 또는 정죄하는 듯한 발언들도 많죠. '자위는 죄다', '자위하는 사람들은 지옥에 간다' 등등.

성적인 문제는 때로 성적인 방법으로 접근해야 할 필요도 있는데, 너무 모든 것을 소위 '영적'으로만 접근하려고 하는 것도 기독교계의 오류 중 하나가 아닐까 생각이 들더라고요.
목회자 본인들도 성적인 문제로 고통받고 있을 텐데도, 유독 한국 교회에서는 성에 관해 언급하는 것을 은근히 터부시하는 경향이 있다는 것을 아실 거라 생각합니다. (예를 들어, '섹스'라는 단어를 교회에서 말하면 사람들이 깜짝 놀란다든지 하는. ㅎ)

참고로 서양의 교회들은 이 문제를 이미 직시해서, 성적인 문제를 전문적으로 다루는 일을 하는 팀 또는 단체가 많다고 들었어요. 그러나 한국의 교회는, 일부 그러한 사역을 하는 단체가 있겠지만, 서양의 교회와 비교해서 너무 소수임은 틀림없습니다. 단순히 문화차이라고 치부하기에는 아직은 한국 교계가 너무 보수적인 게 아닌가 싶더라고요.

어쨌든, 저는 한동안 금욕(?)을 잘 실천해 오고 있다가 요즘에 다시 소위 '무너지는' 일들을 겪었습니다. 포르노를 볼 뿐 아니라, 그것들을 보며 자위를 한 것이었죠. 비기독교인들에게는 그게 무슨 대수냐고 할 수도 있지만, 저에게는 지켜야 할 뭔가를 못 지킨 느낌이었죠. 결국 억눌러 오던 게 터진 거고, 이것은 사실 제 삶에 계속 반복되는 사이클입니다.

사실 저는 부끄럽지만, 기독교인임에도 불구하고 한때 포르노 파일들에 대해 '국가별'로 폴더를 만들어 체계적으로 정리를 해 두고, 제가 선호하는 각 배우들의 인사 정보를 취합하여 엑셀 파일로 자료화까지 해 두는 치밀함을 보였던 사람입니다.

그렇다고 제가 포르노 중독자도 아니었고, 성매매를 한 것도 아니며, 가정을 깨고 싶은 마음은 추호도 없었지요. 저는 현재 제 아내를 사랑하고, 사랑하는 아이들 곁에 영원히 있고 싶습니다. 다만, 그렇게 좋은 남편이자 아빠로 언제나 남고 싶으면서도 포르노를 살면서 전혀 보지 않는 것은 남자로서 참 어렵더군요. 평소에는 거의 안 보다가 가끔씩 성욕이 참을 수 없이 올라 올 때가 있어서요.

그래서 요 며칠 사이에 인터넷에서 '크리스천의 자위는 죄인가 아닌가'에 대해서 찾아보곤 했습니다. 물론 이것에 대해 아직도 교계에 따라서는 의견이 분분합니다만, '죄이므로 하지 말아야 한다'는 쪽이 더 우세한 것 같더라고요.

하지만, 하지 말아야 한다고 주장하는 분들을 보면, 왜 하면 안 되는지에 대한 설명들이 별로 설득력이 없을 뿐 아니라, 근본적인 솔루션을 제공해 주지는 못함을 발견했습니다. 우스갯소리로, '남자는 관속에 들어가기 전까지도 그 생각을 한다'는 말이 있죠. 다소 과장된 부분이 있을 수도 있지만, '남성은 그만큼 성적인 요소들에 저항하기가 어렵다'는 또 다른 표현 방식인 것 같아요.

잠시 성욕에 관해 성경 이야기를 하자면, '고린도 전서'라는 파트에 보면 '성욕을 참지 못하겠거든 혼인하라. 성욕이 불같이 타는 것보다 혼인하는 것이 나으니라.' 라는 구절이 있습니다.

그런데 아시다시피, 결혼을 '안 하는' 것이 아니라 각종 사정에 의해 '못하는' 사람도 많죠. 더욱이 성욕이라는 것은 결혼 적령기에만 생기는 것도 아니며, 저 같은 경우 심지어 초등학교 2학년 때에도 자주 발기가 되었던 기억들이 있습니다.

더군다나 십 대 시절에는 성욕이 폭발하는 시기인데, 성경 구절대로 '결혼하기 직전까지 최소한의 해결 도구인 자위조차도 하지 말아야 하는가'에 대해서는 늘 의문이었습니다. 만일 자위조차도 전적으로 금한다면 너무 잔인하다고 생각했죠.

식욕은 먹음으로써, 수면욕은 잠을 잠으로써, 배설욕은 화장실에 감으로써 해결하는데 왜 성욕만큼은 '다른 방식'으로 해결하려 하는지 도무지 이해할 수 없었죠. 물론 지금도 그렇습니다. 성적인 것에 대한 갈망은 성적인 것으로 해결되는 것이 당연하지 않을까요?

물론 이보경 강사님께 제가 감명받은 부분은, 성적인 이야기를 하면서도 어느 한쪽으로 치우치지 않고 균형이 잘 잡혀 있다는 것입니다. 그리고 굉장히 진실하시고 솔직담백한 토크가 참 좋았습니다. 강사님의 채널인 보자기의 뜻이, '보지와 자지의 이야기'인데, 저는 이것에서 강사님의 오픈 마인드를 느낄 수 있었어요.

사실 저는 개인적으로 이 단어들을 좋아합니다. ^^ㅎ 단지 많은 사람들에 의해 너무 왜곡되게 사용되어 와서 이 단어의 어감이 안 좋아졌다는 생각이 들어요. 요즘에는 보지라는 단어를 자연스럽게 말하시는 여성 유튜버들도 꽤 생겨난 것 같더라고요.

그러나 아직 한국 문화에서는 입 밖으로 꺼내기 쉽지 않은 단어들임은 틀림이 없죠. 시간이 필요해 보입니다. 어쨌든 저는 오늘 이와 관련한 인터넷 검색에 지쳐 있다가 유튜브에서 '건강한 자위'를 검색해 보자는 마음이 들었고, 우연치 않게 강사님의 채널을 보게 되었습니다.

그런데 거창한 강의도 아닌데 차분하고 진실된 음성이 너무나 듣기 좋았네요. 아니나 다를까 다른 분도 강사님의 음성이 차분하고 듣기 좋았다는 댓글이 있더라고요.
처음에 본 영상이 자위에 관한 것이었는데, 올려놓으신 성 관련 영상들을 순식간에 절반 이상 본 것 같아요. ㅎㅎ 다른 사람들 같으면 자극적인 방향으로만 영상이 흘러갔을 수도 있는데, 강사님은 건강하게 성에 대해 얘기해 주시는 게 참 아름답다고 느꼈습니다.

사실 영상의 내용 자체야 다른 분들의 것들이 더 자세할 수도 있지만, 왠지 다른 분들은 이보경 강사님에게서 느껴지는 편안함이 없이 그냥 형식적이고 너무 프로페셔널하기만 한 느낌, 딱딱한 느낌들이 더 많아서 불편했던 것 같아요. 그리고 우리가 부부간에 성을 즐기면서도 도덕적으로 지켜야 할 부분들에 대해서 명확히 짚어 주시는 부분들도 참 좋았답니다.

예를 들어, 쓰리썸 금지, 스와핑 금지 등등.
남자로서 그런 것들에 대한 환상이 저도 있었으나 만일 제가 그런 걸 한다면 아이들 보기에도 부모로서 너무 죄스러울 것 같아요.

저는 사실 강사님에 대해서 전혀 몰랐어요. 물론 오늘 처음 이 채널을 봤으니까요. 그래서 인터넷에서 찾아봤더니 이 분야에서 이력이 탁월하신 성교육 강사님이셨군요. ^^ 저는 오늘 강사님의 영상 몇 개를 보고 나서 결론을 얻었습니다.

'아, 내가 자위 때문에 죄책감에 시달릴 필요는 없구나.'
그리고 알게 되었습니다. 자위행위 자체는 나쁜 것이 아니며, 죄도 아니고, 건강하고 청결하게만 한다면 인생에 많은 활력소를 줄 수 있다는 것을요.

물론 이러한 것들을 전에도 들어 봤고 나름대로의 생각은 했었지만, 제 마음에 확신을 준 분은 이보경 강사님이 처음이에요. 성적인 문제에 대해 누군가에게 감사해서 메일을 보낸 것도 난생처음입니다. 그래서 굳이 이 새벽 시간에 감사의 메일을 드려요. ^^ 남들에게는 아무것도 아닐 수 있는 주제일 수도 있지만, 저에게는 오랫동안 싸워 왔던 분야였거든요. ㅠ_ㅠ

저는 오랫동안 이러한 문제를 나누고 싶었지만, 적절한 멘토가 없었는데, 강사님은 저의 멘토 같은 분이세요. ㅎ (진짜로 멘토가 되어 주셨으면 좋겠어요. ㅎ)

제가 크리스천임에도 불구하고, 이런 문제에 대해서 교회의 목회자들을 신뢰할 수 없다는 사실이 다소 슬프기는 하네요. 나중에 저에게도 기회가 닿는다면, 청년들 혹은 기혼자들을 대상으로 성 관련된 강의들을 하고 싶은 꿈도 생깁니다.

청년들에게 제가 겪었던, 그리고 이겨 낸 부분들에 대해서, 우리의 성이 나아가야 할 방향에 대해서 작게나마 도움이 될 수 있다면 어떨까 하는 상상을 해 보게 됩니다.
옛날부터 '성에 대한 바른 방향성을 가진 강의'에 대해 관심이 많았는데, 저는 그냥 제가 음란해서인 줄 알았어요. ㅎㅎ lol

하지만 이보경 강사님 같은 분을 알고 나니, 저도 바른 성 문화를 전파하는 데 미약하게나마 도움이 될지도 모르겠다는 생각이 듭니다.
어쨌든 두서없는 긴 개인적인 글을 읽어 주셔서 너무나 감사하구요, 혹시 종종 제가 상담 드리고픈 일이 있다면 메일 드리겠습니다. 건강하세요. ^^

성매매와 성상품화
아이도 알아야 해요

어느 날, 마음이 복잡해지는 이야기를 들었습니다. 실제로 한 중학생 아이는. 설에 받은 세뱃돈을 가지고 성매매 업소에 갔다고 했습니다. 서비스가 좋았다는 아이, 나이 든 아줌마라 별로였다는 또 다른 아이의 이야기.

이 이야기를 듣고 마음이 무거워졌습니다. 어린 나이에 그런 선택을 하게 된 현실도 안타깝지만, 그 선택이 가능하도록 열려 있는 사회의 단면은 더 많은 생각을 하게 만듭니다. 경험은 삶의 밑거름이 되기도 하지만, 사랑과 성에 관한 경험은 특별히 더 신중했으면 좋겠습니다. 내가 원하고, 진심이 오가는 관계 안에서 이루어지는 경험이 가장 귀하고 아름다울 수 있습니다. 그 아이 곁에, 이런 이야기를 따뜻하게 들려줄 수 있는 어른이 있었을까요? 성에 대한 대화를 평소에 나눠 본 적도 없이 어느 날 갑자기 이런 조언을 건넨다면, 아이들이 그 마음을 받아들일 수 있을까요? 그래서 성에 대한 건강한 대화는 어릴 때부터 자연스럽게 이어지는 것이 중요합니다. 부모가 편안한 소통의 통로가 되어 주는 것, 그것이 가장 필요한 준비입니다.

특별한 첫 경험은 서로를 아끼고 존중하는 사람과 함께할 때 인생에서 가장 따뜻한 기억이 될 수 있습니다. 그 귀한 기회를 너무 이른 시기에 빼앗긴 아이들에게 미안했습니다. 어른들이 말해 주지 못해서 너무 미안했습니다.

이 주제로 수업을 할 때, 아이들에게 먼저 자신의 생각을 글로 적어 보게 합니다. 성매매에 대한 찬반 의견을 적고, '왜 그렇게 생각했는지', '만약 성매매가 합법화된다면 어떤 장점과 단점이 있을까?'라는 질문을 던집니다. 많은 아이들이 처음엔 '스스로 선택한 일이라면 괜찮다'고 말하지만, 이야기가 이어질수록 단점에 대해 훨씬 깊이 있게 의견을 나누게 됩니다. 이처럼 성에 대해 깊이 생각해 보는 기회가 아이들에게는 거의 없다는 점에서, 이런 토론은 더더욱 필요하다고 느꼈습니다. 생각하지 않는다면 막상 그 순간, 유혹이 왔을 때 자신의 선택이 아니라 타인에게 끌려가 원치 않는 경험을 할 수 있기 때문입니다.

성매매 합법화, 아이들의 생각

아이들과 성매매에 대한 이야기를 나눌 때, 먼저 찬성과 반대 의견을 들어 봅니다. 아이들은 의외로 명확한 입장을 가지면서도, 그 이유에 있어서는 다양한 관점을 보여 줍니다.

합법화의 장점이라고 말한 이유들 중에는:
"스스로 선택한 거니까 괜찮다고 생각해요."
"서로 동의했다면 문제없어요."
"남자들에게는 좋고, 여성은 돈을 벌 수 있어요."
"여성 실업률이 줄어들 수 있다고 생각해요."
"욕구가 해소되면 범죄도 줄지 않을까요?"
"돈만 있으면 쉽게 해결할 수 있으니까요."
"합법이면 안전하게 관계를 맺을 수 있잖아요."
"경찰서에 가는 일도 없을 테니까요."

하지만, 단점에 대해서는 훨씬 더 깊은 이야기가 나왔습니다:

"성을 너무 가볍게 사고팔게 될 것 같아요."

"성의 본래 의미가 없어질 것 같아요."

"진심이 아니라 생계를 위해 억지로 하는 경우도 있을 수 있어요."

"돈이 있다고 해서 원하지 않는 사람과 관계를 맺는 건 옳지 않다고 생각해요."

"사람은 물건이 아닌데, 돈으로 사람을 사는 건 인권 침해 같아요."

"성병이나 원치 않는 임신의 위험도 커져요."

"성매매에 대한 시선이 더 안 좋아질 것 같아요."

"오히려 범죄에 이용되거나 강제로 하게 되는 경우도 있을 것 같아요."

"국가의 품격이 떨어질 수도 있다고 생각해요."

"여성이 물건처럼 취급되기 때문에 도덕적으로 옳지 않아요."

"성매매는 여성을 억압하는 구조라고 생각해요."

아이들의 의견을 정리해 보니, 장점은 주로 개인의 자유와 욕구 충족에 초점을 맞추고 있었고, 단점은 인권, 윤리, 도덕적 가치에 대한 고민이 많았습니다. 어쩌면 이 모습이 지금 우리가 사는 현실을 그대로 보여 주는 것일지도 모르겠습니다. 즐거움과 편리함을 좇아 너무 쉽게 넘어가는 경계들. 그 안에 담긴 더 본질적인 가치는 어느새 희미해져 버리고, 그렇게 성은 상품이 되고, 사람은 대상이 됩니다. 우리가 원하는 자유에는 언제나 그에 따르는 책임이 함께합니다. 하지만 현실에서는 자유는 마음껏 누리고 싶지만, 책임은 피하고 싶은 마음이 더 큰 경우가 많습니다. 책임은 무겁고, 때로는 불편하기도 하니까요. 그리고 그 무거움을 기꺼이 감당하는 존재가 바로 '어른'일 텐데, 지금의 사회엔 어른이길 거부하는 어른들이 참 많은 듯합니다.

한 학생의 말이 기억에 남습니다. "인권의 문제 때문에 반대는 하지만, 아쉬운 마음도 들어요." 이 솔직한 고백은, 어쩌면 우리 모두의 마음을 대변하는 말일지도 모르겠습니다. 성적으로 자유롭고 싶고, 감정적으로도 충만하게 살고 싶다. 왜냐하면, 인내하고 절제하는 건 어렵고 힘들기 때문입니다. 어느 순간 강하게 끌리는 사람이 나타날 수도 있고, 그와의 감정이 무르익으면 성적으로 더 깊은 관계를 원하게 되는 건 자연스러운 일이니까요. 그만큼 자유로운 경험을 즐기고 싶은 마음도 충분히 이해됩니다.

하지만 그 안에서 무언가 마음에 걸리는 것이 생깁니다. 그것이 바로 양심이거나 도덕성, 또는 누군가의 인권에 대한 고려일 수 있겠죠. 인간의 가치적인 부분입니다. 또 하나 흥미로운 의견이 있었습니다. '성매매가 합법화되면 성범죄가 줄어든다'는 의견과 '성매매가 합법화되면 오히려 성범죄가 늘어난다'는 서로 상반된 의견이었습니다. 후자의 주장은 이런 뜻이었습니다. 겉으로는 '합법적 성매매'라는 구조 안에 있더라도, 그 속에서 성에 대한 착취와 구조적 폭력이 더 깊고 교묘하게 발생할 수 있다는 겁니다. 즉, 표면적인 범죄는 줄어들 수 있어도, 그 안에서 발생하는 보이지 않는 인권 침해나 강제성은 더 복잡하게 얽힐 수 있다는 이야기입니다.

결국 이 문제는 단순히 '합법'과 '불법'의 이분법으로 나눌 수 없습니다. 그 안에는 인간의 존엄, 관계의 의미, 성의 가치 등 깊은 질문들이 함께 들어 있기 때문입니다. 기억에 남는 기사가 있습니다. 독일에서 성매매가 합법화된 후 수년이 지나 평가한 기사였는데, 그 제목이 충격적이었습니다. '독일은 성매매 할인 마트가 되었다.' 가격 경쟁이 심해져서, 햄버거 한 개 가격 수준으로 성적인 서비스가 거래되고 있다는 내용이었습니다. 그럴 수 있겠지요? 자유 경쟁 시장에서는 가격 경쟁이 당연한 일이니까요. 하지만 그렇게 되면 결국 '모든 인간은 존중받아야 한다'는 가장 기본적인 가치가 땅에 떨어지게 되는 무시무시한 일이 벌어지는 것입니다. 정말 끔찍한 일입니다.

한 아이가 떠오릅니다. 유난히도 가정 형편이 어렵고 삶이 힘들었던 친구였습니다. 이 친구는 수업 시간마다 항상 가치 중심적인 이야기를 많이 했습니다. 또래 친구들이 가볍게 말하거나 웃고 넘기는 순간에도, 조용히, 그러나 깊은 생각이 담긴 자신의 의견을 이야기하곤 했습니다. 아픈 만큼 더 깊이 고민한 흔적이 느껴졌습니다. 그 아이의 말입니다. "일단 성을 사고판다는 것 자체가 안 되는 것 같아요. 성스러운 성을 돈으로 사고파는 건 없어져야 한다고 생각해요. 성매매는 사라졌으면 좋겠습니다." 참 신기했습니다. 어떤 아이는 가정 환경의 영향으로 인해 성과 사랑에 대해 회의감을 갖고 있었지만, 똑같이 힘들고 어려운 환경에서도 긍정적인 가치관을 지켜 낸 아이도 있었습니다. 무엇이 이 아이들을 다르게 만들었을까? 그 질문이 오래 마음에 남았습니다.

성매매를 하는 성인들은 어떨까요? 아이들과 다르게 대단한 생각과 의미를 가지고 이 행동을 하고 있는 걸까요? 어쩌면 아이들과 비슷하거나, 오히려 더 미성숙할 수도 있습니다. 제가 한 번은

학교 교직원을 대상으로 한 성폭력 예방 교육을 갔던 적이 있습니다. 수업에서는 성매매에 대한 내용을 다루지는 않았지만, 수업이 끝난 후 한 여선생님이 제게 다가와 조심스럽게 물으셨습니다.

"강사님, 성매매에 대해서는 어떻게 생각하세요? 저는 성매매는 필요악이라고 생각합니다. 성매매가 없다면 성범죄가 더 많이 일어날 것입니다." 이 대답은 굉장히 많은 사람들이, 또 많은 청소년들도 동의하는 생각이기도 합니다. "성매매는 정말 필요악일까요?" 사람의 몸은 단순한 도구가 아니라, 인격과 마음을 담고 있는 그릇입니다. 돈으로 매겨질 수 없는 존재를, 돈을 주고 사고판다는 것 자체가 얼마나 모순되고 슬픈 현실인가요. 한 인간이 가격으로 흥정되고, 몸이 마치 기계처럼 다뤄지며, 좋아하지도 않는 사람들과 하루에도 수십 번의 고통스러운 성관계를 가져야 하는 것. 정말 이것을 '성적 자기 결정권'이라는 말 한마디로 정당화할 수 있을까요? 이 흐름이라면, 언젠가 십 대 청소년들조차도 '이건 내 선택이에요.'라고 말하며 이런 상황을 정당화하는 사회가 될 수도 있지 않을까요?

우리가 '성매매를 어떻게 바라보아야 하는가?'에 대한 기준은 결국 우리가 지금 '이 문제를 어떤 시선으로 바라보고 있는가?'에서 찾을 수 있습니다. 우리는 사회적으로 성매매나 성적 콘텐츠를 제작하는 여성과 남성들에 대해 이렇게 말합니다.

"인간의 쾌락은 자연스러운 것이고, 그것을 해소하는 것도 당연하다. 그리고 이 일이 본인의 선택이라면 괜찮다."

 겉으로는 매우 관용적이고 허용적인 입장을 취하고 있지요. 하지만 그 여성이 내 가족이라면 어떨까요? 내 어머니, 누나, 여동생, 딸이 그 일을 한다면, 여전히 같은 생각을 유지할 수 있을까요? 내 아내나 남편이 그 일을 한다면, 지금처럼 아무렇지 않게 받아들일 수 있을까요? 우리는 알게 모르게, 이중적인 기준으로 같은 상황을 대하고 있습니다. 진짜 핵심은 그 선택이 자발적인가, 합법인가가 아니라, '내가 사랑하는 사람이 그 일을 한다고 했을 때, 과연 그건 그 사람의 진짜 행복을 위한 길인가?'라는 질문을 던질 줄 아는 것입니다.

"인간이라는 가치 기준에서 모두가 존중받아야 할 존재라면, 진정한 행복을 위한 성과 사랑의 방식 또한 대상에 따라 달라질 수 없습니다." 여러분은 어떻게 생각하시나요? '사람은 모두 존중받아야 할 존재다'라는 말, 동의하시지요? 아마 아무도 이렇게 생각하지 않을 겁니다. '어떤 아이는 태어날 때부터 성매매를 하려고 태어난 아이니까 그렇게 살아도 괜찮고, 어떤 아이는 사랑하는 사람과 만나 행복하게 살아야 하니까 다른 방식으로 살아야 한다.' 우리 모두가 동일한 인간으로 태어났고, 존중받아야 할 존재라면, 어떤 아이도 그런 삶을 당연하게 받아들여서는 안 됩니다. 누구도 그런 삶을 '자유'라는 말로 포장해서는 안 됩니다. 한 사람이 진정으로 행복한 사랑을 만들어 가기 위해 자신의 '성'을 가치 없이 사고파는 일은, 절대 있어서는 안 되는 일입니다. 이 말은 성매매에 종사하는 여성이나 남성을 폄하하거나 비난하려는 것이 절대 아닙니다. 오히려 묻고 싶은 것입니다. "당신의 '몸', 그리고 '성'은 얼마나 고귀한 가치를 지닌 존재인지 당신 스스로는 알고 계신가요?"

내가 나를 사랑하고 존중한다면, 어떤 선택이 나를 위한 길인지 다시 한번 생각해봐야 합니다. 성매매가 사라지기 위해선 '공급이 없어져야 한다', '수요가 없어져야 한다'는 다양한 주장들이 있습니다. 하지만 정책적인 압박은 또 다른 역효과와 부작용을 낳기도 합니다. 스스로 이 일이 잘못된 일이라 느끼지 못하는 사람에게 그저 '하지 마라'고 외치는 것만으로 그 일을 멈출 수 있을까요? 결국 중요한 것은 '성'에 대한 올바른 가치와 인식을 갖게 되는 것입니다. 상대는 나처럼 감정이 있고, 사랑받아야 마땅한 존엄한 존재라는 인식이 생긴다면 누구도 함부로 사고팔 수 없습니다. 이런 사회가 된다면, 성매매는 자연스럽게 사라질 것입니다.

저는 그렇게 믿습니다. 우리는 종종 '남의 일이니까 괜찮다'고 여깁니다. 하지만 관대함이 아니라, 무관심일 수 있습니다. 그 일이 나의 일, 내 가족의 일이라면 여전히 괜찮다고 할 수 있을까요? 같은 사회에 살아가는 우리는 서로의 삶에 영향을 주고받는 하나의 유기체입니다. 사회 한 부분이 병들고 아프다면, 나 역시 그 영향에서 자유로울 수 없습니다. 성상품화에 대해서도 우리는 같은 관점으로 바라볼 필요가 있습니다. '성적으로 어필하는' 사람을 볼 때, 그 사람이 내 가족이라면 어떤 마음이 들지 상상해 보면 좋겠습니다.

내 아이만 행복한 세상은 존재할 수 없습니다. 그래서 우리 엄마, 아빠가 먼저 사회에 깊게 뿌리내린 잘못된 성 문화와 구조를 바꾸기 위해 목소리를 내고, 행동해야 합니다. 아이들에게 사사건건 간섭하는 대신, 올바른 가치관을 전하고, 스스로 생각하고 선택할 수 있는 힘을 키워 주는 청소년기가 되도록 곁에서 도와주어야 합니다. 잘못된 사회와 문화를 바꿔 나가야 할 사람들. 그건 다름 아닌 우리 어른들입니다. 그리고 그 중심에는 세상에서 가장 큰 사랑을 가진 엄마, 아빠가 있습니다.

동거? 결혼?
어떻게 생각할까?

동거를 해 본 한 친구의 이야기를 들어 보았습니다.

"집을 나와 혼자 살다 보니 친구들이 수시로 찾아와 술을 마시게 되더라고요. 부모님 없이 혼자 사는 집은 어느새 친구들의 아지트가 되는 거예요. 남녀가 함께 있다 보면 성적인 관계도 자연스럽게 생기고, 어느 순간 폐인처럼 지내게 되기도 해요. 아무도 제어해 주는 사람이 없기 때문에 그렇게 흘러가게 되더라고요. 그래서 지금 돌아보면, 부모님과 함께 살 때보다 결과적으로 좋지 않았어요."

아이들의 동거와 결혼에 대한 의견은 저마다 다릅니다. 그 다양한 생각들을 보기 전에, 먼저 엄마 아빠인 우리는 어떤 생각을 가지고 있는지, 아이에게 이 이야기를 꺼낸다면 어떤 말을 해 주고 싶은지 한번 써 보세요. 그리고 이 책을 읽고 난 후, 우리 아이를 생각하며 그 생각을 조금씩 정리하고 다듬어 간다면, 아이에게 들려줄 '나만의 멋진 대답'이 생겨날 거예요.

아이들의 다양한 의견을 함께 볼게요.

"아무 일 없으면 괜찮을 것 같아요. 서로 좋아하고 동의하면 된다고 생각해요."

"결혼은 안전하지만, 동거는 왠지 불안한 느낌이 들어요.
평생을 함께할 사람을 고르는 일이니 신중해야겠죠."

"동거의 장점은 결혼 생활을 미리 체험할 수 있는 거고,
단점은 금방 질릴 수도 있다는 거예요."

"사랑하는 사람이 있다면 동거하면서
서로를 더 잘 알아 갈 수 있을 것 같아요."

"자기 선택이니까 하고 싶다면 해도 된다고 생각해요."

"성인이 되고 경제적으로 독립할 수 있다면 괜찮다고 봐요."

"솔직히 안 된다고 생각해요. 오래 유지될지도 모르고 위험하니까요.
그래도 한 번쯤은 해 볼 만한 경험일 수도 있어요."

"동거는 편한 게 장점이지만, 마음이 바뀌면
언제든 집을 나갈 수 있다는 게 단점인 것 같아요."

"처음에는 좋을 수도 있지만, 결국엔 힘들 것 같고 불안할 것 같아요."

"괜찮다고 생각하지만, 개인적으로는 하지 않는 게 좋을 것 같아요."

이렇게 아이들의 다양한 의견을 들어 보고, 동거에 대한 통계와 전문가의 의견도 함께 나누어 보았습니다. 설문 조사들을 보면, 동거에 대한 인식의 벽이 점점 낮아지고 있는 것을 확인할 수 있습니다.

사랑한다면 함께 살고 싶다는 마음, 생활비도 줄일 수 있다는 현실적인 이유 등, 젊은 세대에게는 동거가 매우 합리적인 선택처럼 보이기도 합니다. 특히 대학가에서는 '결혼 전에 한 번쯤은 살아 보는 게 좋다'는 생각을 가진 사람들이 늘고 있고, 결혼을 하더라도 처음 1~2년은 혼인 신고를 하지 않고 지내는 것이 '현명한 방법'처럼 여겨지는 분위기도 생겨나고 있습니다. 하지만, 이런 흐름과는 다른 데이터들도 존재합니다.

예를 들어, 동거 후 결혼한 부부의 이혼율이, 동거 없이 결혼한 부부보다 더 높다는 통계, 동거 가정에서 자란 자녀들이 정서적으로 불안정하거나 비행률이 더 높다는 연구 결과도 있습니다. 물론 통계라는 건 언제, 누가, 어떤 방식으로 조사했는가에 따라 결과가 달라질 수 있습니다. 그래서 저도 어떤 통계든 100% 신뢰하지는 않습니다. 하지만 이런 자료들을 보며 내가 가진 생각이나 신념을 더 객관적으로 바라보는 기회로 삼을 수 있다면, 충분히 가치 있는 도구가 될 수 있습니다. 세계일보 <해외논단>에서 '동거는 잘못된 모험'이라는 글을 읽었습니다. 조금 오래된 기사지만, 미국 여성 문제 전문가 '재니스 쇼 크라우스'의 동거에 대한 의견이 지금 우리의 현실과도 크게 다르지 않다는 생각에 함께 나누고 싶습니다. [3] 그녀는 이렇게 말합니다.

"동거 문화는 개인과 사회에 깊은 영향을 미칩니다. 요즘 젊은이들은 섹스는 '대수로운 것이 아니다'라는 이야기를 듣고 자랍니다. 그래서 서로 큰 부담 없이 동거를 시작하고, 섹스를 오락처럼 자연스럽게 여깁니다."

"동거를 했던 남녀 중 평생 함께하는 결혼에 이르는 경우는 10%에 불과하며, 동거는 결혼을 위한 준비라기보다는 이혼을 향한 예행연습에 가깝습니다."

---

[3] "[해외논단] 동거는 '잘못된 모험'", 세계일보, https://www.segye.com/newsView/20101216004356

"동거한 여성의 이혼율은 80%에 이르며, 대다수는 결혼까지 이어지지 않습니다. 미국의 연구에 따르면, 동거는 짧고 쉽게 깨지는 경향이 있습니다. 5년 이상 지속되는 경우는 절반도 되지 않고, 많은 경우 18개월 만에 끝이 납니다."

한 남자와 한 여자가 만나 결혼한다는 것은 단순히 함께 사는 것이 아니라, 서로에 대한 책임과 의무, 신뢰와 헌신을 약속하는 일입니다. 반면 동거는 결혼의 겉모습은 닮았지만, 그 안에 들어 있는 책임과 약속, 그리고 관계를 지키기 위한 의지가 빠진 상태로 함께 살아가는 것입니다. 과연 이런 관계가 진정한 어른의 사랑일 수 있을까요? 책임이 없는 사랑, 의무가 없는 관계는 스스로를 마치 '미성숙한 연인'으로 만드는 것이 아닐까요?

물론 어떤 선택이든 개인의 자유일 수 있습니다. 하지만 우리가 정말 원하는 사랑, 내가 바라는 관계의 모습은 '언제든 끝날 수 있는 불안한 상태'가 아니라, '언제나 함께하고 싶은 믿을 수 있는 사랑'이 아닐까요? 그래서 저는 이렇게 생각합니다. 지금의 결혼 제도가 완벽하지 않다며 결혼을 거부하기보다는 우리가 꿈꾸는 '진짜 결혼', '진짜 사랑'의 모습이 어떤 것인지 더 깊이 생각하고, 그것을 함께 만들어 가야 할 때라고 말입니다.

"결혼은 없어져야 할 제도가 아니라, 다시 '회복되어야 할 약속'입니다." 결혼을 왜 해야 할까? 라는 질문을 던졌다면, 이제는 이렇게 질문을 바꿔야 합니다. "내가 바라는 결혼의 모습은 어떤 모습일까?" 남녀 간의 영원한 사랑, 변치 않는 사랑을 내 삶 속에서, 현실 속에서 이루고 싶다면 말입니다.

우리는 '결혼'이라는 사랑의 약속을 통해 어떤 사랑을 함께 만들어 가고 싶은 걸까요? 사람은 관계 속에서 태어납니다. 누구나 누군가와 연결되어 살아가기를 원하죠. 그리고 대부분의 친밀한 인간관계는 '언젠가 끝날지도 몰라' 하는 마음으로 시작하지 않습니다. 부모와 자식, 친구, 스승과 제자… 이런 관계 속 사랑은 끝이 없기를 바랍니다. 그렇다면 남녀 사이의 사랑도 마찬가지 아닐까요? 믿음과 신뢰를 바탕으로 한, 끝나지 않기를 바라는 사랑. 결혼은 바로 그 사랑을 지키기 위한 가장 따뜻하고, 강력한 약속입니다. 이제 우리는 내가 어떤 결혼, 어떤 가정을 꿈꾸는지 조금 더 구체적으로 떠올려야 합니다.

그리고 그 사랑을 이루기 위해 나는 어떤 사람이 되어야 할지, 내가 바라는 상대는 어떤 사람일지 함께 생각해 보아야 합니다. 진짜 사랑은, 그 사랑을 지키기 위해 함께 노력할 수 있는 두 사람이 만나야 가능합니다. 그래야 그 결혼이 우리가 진심으로 원했던 바로 그 [결혼]이 될 수 있습니다.

아! 그리고 마지막으로, 섹스가 놀이이고 게임도 될 수 있는 관계는 오직 '부부' 사이에서만 가능합니다. 책임과 신뢰가 깔려 있는 관계 속에서라면, 섹스는 유쾌한 놀이가 되어도 괜찮습니다.

"오늘은 우리 둘만의 재미있는 게임을 해 볼까?"
"섹스로 칼로리도 좀 태워 볼까?"

이렇게 웃으며 이야기할 수 있는 사이, 그게 바로 믿음과 사랑이 깊어진 부부의 모습이 아닐까요?

성폭력,
어떻게 알려 줘야 할까?

최근 성교육은 너무 극단적으로 바뀐 것 같아요.

예전에는 폭력을 폭력으로 인식하지 못했고, 피해조차 피해인지 몰랐습니다. 그런데 요즘은 상대를 불편하게 하는 모든 행동을 폭력으로 간주하고, 가해자와 피해자로 나눕니다. 물론 분명한 선이 필요하지만, 사안이 심각할 때는 심각하게, 가벼울 때는 가볍게 대처하는 지혜도 함께 필요하지 않을까요? 하지만 지금은 그 구분이 모호하게 느껴집니다. 무엇보다도 안타까운 건, 요즘 아이들이 '성'이라는 것을 배우기도 전에 먼저 '성폭력'이라는 단어를 접하고 있다는 점입니다. 아직 성의 가치와 아름다움도 알기 전에 '위험한 것', '조심해야 할 것'으로만 배운다는 게 안타깝습니다. 예를 들어, 4살 아들이 어린이집에서 받아 온 책에는 '좋은 느낌, 나쁜 느낌'이라는 이름으로, 모르는 어른이 '귀엽다'며 머리를 쓰다듬는 행동조차 '좋지 않을 수 있는 행동'으로 소개되어 있더라고요. 그걸 보면서 참 씁쓸했습니다. 그리고 며칠 뒤 실제로 어떤 어르신께서 아이 머리를 쓰다듬었을 때, 아들이 저를 바라보는 눈빛에서 약간의 혼란스러움이 느껴졌어요. 그래서 저는 아이에게 이렇게 말해 주었습니다.

"어른들이 귀엽다고 머리를 쓰다듬거나 토닥토닥해 주는 건 괜찮아. 근데 '꼬추'나 엉덩이처럼 팬티 입는 곳은 엄마 아빠 말고 다른 사람이 만지면 절대 안 되는 거야."

첫째 아이에게는 이렇게 덧붙였어요. "엄마랑 아빠도, 네가 좀 더 커서 혼자 씻을 수 있게 되면 생식기는 만지면 안 되고 조심해야 해. 거기는 나중에 아기씨가 생기는 소중한 곳이니까 항상 소중하게 여기고, 깨끗하게 관리해야 해."

이건 아이가 어릴 때 해 줄 수 있는 작고 따뜻한 대화의 시작이라고 생각해요. 그리고 아이가 자라면서, 그때그때 나이에 맞는 설명으로 이어 가야겠죠. 그런 대화를 하기 위해서는 아이만 자라는 것이 아니라, 엄마 아빠의 생각도 함께 자라고 무르익어야 합니다. 성에 대한 바른 인식, 건강한 감정, 따뜻한 언어를 아이에게 전하기 위해서는 우리 어른들이 먼저 준비되어 있어야 하니까요.

[이 내용은 실제 사례들을 바탕으로 재구성한 것입니다.]
초등학교 6학년 남자아이 A가 같은 반 남자아이 B를 성추행한 사건으로 A 아동을 상담한 적이 있습니다. B 아동은 또래 아이에 비해 정신적으로 지체가 있어 평소 학교생활에 도움이 필요한 친구였고 종종 A 아동은 그 친구를 도와주었다고 합니다. 상담을 온 A 아동은 B 친구의 생식기를 몇 번 장난으로 '툭툭' 쳤다고 했습니다. B 아동의 엄마는 아들의 이야기를 듣고 그 사실을 알게 됐고 사건이 커지자 A 아동이 부모님과 함께 B 아동의 어머니를 찾아가서 사과를 했습니다. 그런데 그 상담 시간에 A는 상대가 사과를 받아 주지 않는다고 오히려 화가 나 있었습니다.
"저라면 그렇게 하지 않았을 거예요."

"그래? A야 근데 누구나 자기의 환경에서 최선을 다하면서 사는 게 현재의 모습이야. 니가 그 친구로 태어나서 똑같이 그 환경에서 자랐으면 너도 그렇게 했을 거야. 그게 그 친구의 최선이니까. 그 친구도 너로 태어나서 너랑 똑같은 환경에서 태어났으면 너 같이 생각하고 행동했겠지. 너도 니가 아는 제일 나은 선택, 최선의 선택을 하는 거니까. 다 다르게 태어나고 다른 환경에서 자라서 생각과 행동이 다를 수밖에 없어. 그걸 이해하는 것보다 먼저 인정하는 게 좋을 것 같아. 그리고 누군가 네 생식기를 마음대로 만지면 기분이 어떨 것 같아?"
아이는 생각에 잠깁니다.

성교육을 하다 보면 아이들이 이렇게 스스로 깊이 고민하는 모습을 자주 만나게 됩니다. 어쩌면, 우리가 성교육을 하는 이유는 정답을 알려 주기 위해서가 아니라 아이 스스로 생각하고, 느끼고, 자신만의 길을 찾도록 도와주기 위해서인지도 모릅니다. 사실, 대부분의 아이들, 아니 어른들도 마찬가지입니다. 상대의 입장을 온전히 이해하지 못해서, 혹은 생각해 보지 않아서 서로에게 상처를 주곤 하지요. 그래서 우리는 아이에게 먼저 가르치기보다, 함께 생각하고, 함께 상상해 보는 시간을 만들어 주려 합니다. 그

작은 연습이 결국 아이의 마음을 키우고, 더 깊은 사랑과 책임을 배울 수 있게 도와줄 테니까요. 해마다 뉴스에 나오는 어린이집 성추행 사건들을 들어 보셨을 겁니다. 남자아이가 여자아이의 생식기를 만지고 장난감으로 상처까지 나게 해서 크게 기사가 되기도 했습니다. 여자아이가 얼마나 당황스럽고 아팠을지 생각하니 마음이 아립니다.

 어린이집 유아동과 성추행 사건이라는 단어가 너무나 이질적입니다. 특히 3세에서 7세 사이의 아주 어린 아이들이 생활하는 공간에서 이런 이야기를 꺼낸다는 것 자체가 우리 모두를 혼란스럽게 만듭니다. 여러분은 어떻게 느껴지시나요? 저는 여자로 자라 지금은 아들 둘을 키우는 엄마입니다. 그래서인지 양쪽 입장을 더 깊이 들여다보게 됩니다. 같은 상황도 딸과 아들의 입장에서 전혀 다르게 느껴지더라고요. 하지만 분명한 건, 아이들이 벌인 모든 일의 책임은 어른들에게 있다는 사실입니다. '싫어요, 안 돼요.'라는 말은 아이들이 입에 달고 살 정도로 가르쳤지만, 정작 생활 속에서 '서로의 몸을 존중하는 법'은 충분히 알려 주지 못했습니다. 가볍게 넘긴 일들 속에서 중요한 배움의 기회를 놓친 건 아닌지 되돌아보게 됩니다.

특히 아들을 키우면서 느끼는 건, 그 연령대 아이들은 어른들이 아무리 진지하게 이야기해도, '장난'으로 여기는 행동이 상대에게는 불쾌함이나 상처가 될 수 있다는 걸 실제로 경험해 보기 전에는 잘 와닿지 않는다는 점입니다. 그 아이들이 나쁜 게 아니라, 아직 느끼고 배울 시간이 필요한 것이겠지요. 그래서 더더욱 일상에서 부모가 하는 나와 상대의 몸을 존중하는 교육이 필요합니다.

이 과정에서 제가 가장 염려하는 것은 바로 아이의 마음입니다. 어떤 상황보다도, 그 일을 겪는 아이가 부모의 반응 때문에 더 큰 상처를 입지 않기를 바랍니다. 성인인 여자가 느끼는 성폭력은 정말 엄청난 거니까요. 그런데 그런 감정의 눈으로 아이를 바라볼 때, 아이에게는 그것이 감당하기 어려운 무게로 다가갈 수도 있습니다. 부모의 사소한 다툼도 자신의 탓으로 돌리는 게 아이들입니다. 그런 아이가 자신에게 일어난 일로 인해 부모가 극심한 감정의 고통에 빠져 있는 모습을 보면, 자신을 탓하고 자책하게 될까 봐 더 마음이 아픕니다.

이 이야기는 결코 가볍지 않지만, 우리가 조금 다르게 바라볼 필요가 있다고 생각합니다. 초등 저학년, 아직 2차 성징도 시작되지 않은 어린아이들에게, 어른의 기준으로 '가해자'와 '피해자'라는 이름표를 쉽게 붙이는 일이 오히려 아이들을 더 혼란스럽고 위축되게 만들 수도 있습니다. 당연히 두 아이 모두를 위해서입니다. 물론 어떤 일이든 가볍게 여겨서는 안 되지만, 그 상황을 이해하려는 태도, 아이의 발달 단계에 맞는 시선이 우선되어야 한다고 믿습니다. 정말 그 아이가 '누군가를 해치겠다는 마음'으로 그런 행동을 했을까요? 성인이 저지르는 성폭력과 아이들이 아직 미처 분별하지 못한 상황에서의 실수는 분명 다르게 다뤄져야 한다고 생각합니다.

아이들은 자신의 몸, 특히 생식기에 대해 신기함과 호기심을 갖습니다. 남자아이들은 자연스럽게 자신의 몸을 만져보기도 하고, 때로는 장난처럼 다루기도 합니다. 아빠 고추도 재미있고, 내 것도, 동생 것도 재미있습니다. 소중한 곳이니 장난치면 안 되는 거라고 아무리 말을 해도 아이에겐 '신기하다'는 감정이 더 크게 다가오는 것 같습니다. 왜냐하면 아이는 그걸 심각하거나 나쁘게 여기지 않기 때문입니다. 그게 사실이고요. 저는 9살 첫째가 6살 동생보다 크니까 당연히 다 알아듣고 이해할 거라 생각했어요. 하지만 아니었습니다. 듣기는 하지만, 그 말속의 '의미'를 제대로 이해하고 받아들이는 건 다른 문제였지요. 사실, 어른조차도 말의 깊은 의미를 온전히 이해하지 못할 때가 많잖아요.

이제는 중고생도 아니고 어린이집에서까지 '성폭력', '성추행'이라는 단어가 오가는 세상이 되었습니다. 마음이 참 무겁습니다. 우리가 바로잡아야 할 부분이 참 많다고 느낍니다. 아이들의 미숙한 행동이 때론 성교육의 부재, 혹은 미디어를 통해 접한 자극적인 정보 때문일 수 있습니다. 그래서 우리는 더욱 조심스럽고 정성스럽게 아이들을 보호하고 이끌어야 한다고 생각합니다. 아이를 키우며 느끼는 건, 아이들마다 자신을 표현하는 방식이 정말 다르다는 점입니다. 어떤 아이는 감정을 솔직히 표현하지만, 어떤 아이는 말로 표현하는 것이 서툴거나 어렵기도 합니다. 이런 아이를 둔 부모님들은 얼마나 더 걱정이 많을까요. 싫을 때 '싫어요'라고 말하는 연습을 충분히 하지 못하면, 어떤 상황에 놓였을 때 자신을 보호하거나 도움을 요청하는 데 어려움을 겪을 수도 있으니까요. 만약 내 딸에게, 혹은 내 주변 아이에게 이런 일이 생겼다면 나는 어떻게 이야기해 줄 수 있을까를 생각해 보았습니다.

"보경아, 그때 정말 많이 아프고 속상했지? 그 친구는 생식기가 얼마나 소중한지, 또 그런 행동이 보경이에게 얼마나 상처가 되는지 정말 몰라서 그런 거야. 장난처럼 생각했을 수도 있어. 보경이 마음이 아플 거란 걸 생각조차 못 한 거지. 그래서 엄마가 그 친구한테 그건 절대 장난이 아니고, 해서는 안 되는 행동이라는 걸 꼭 알려 줄 거야. 다시는 그런 행동을 하지 않게 보경이가 얼마나 슬프고 아프고 속상했는지도 알려 줄 거야.
보경이는 혹시 그 친구에게 해 주고 싶은 말이 있어?"

가장 중요한 건 아이의 마음이 상처를 덜 받고, 잘 회복되는 것이라고 생각합니다. 그러기 위해서는 그 아이의 수준에 맞게, 아이의 눈높이에서 잘 설명해 주고 다정하게 보듬어 주는 일이 무엇보다 중요합니다. 그리고 아이의 마음은 당연히 공감해 줘야 하지만 부모가 느끼는 속상함은 되도록 아이 앞에서는 감추고, 어른들끼리, 부부끼리 나누면 좋겠습니다. 아이에게 상처가 남지 않도록, 아이의 마음이 '내가 잘못해서 이런 일이 생긴 건 아닐까' 하는 자책으로 이어지지 않도록 따뜻하게 품어 주어야 하니까요. 진짜 성폭력에 대해 생각해 볼게요. 아이들에게 성폭력에 대해 설명할 때, '폭력'이라는 개념부터 먼저 이야기해 주는 것이 중요하다고 생각합니다. 모든 폭력의 역학 관계는 강자가 약자에게 가하는 것이라는 겁니다.

폭력의 본질은 언제나 '힘의 불균형'에 있습니다. 스포츠 경기에선 체급을 나눠 공정함을 유지하지만, 우리가 마주하는 실제 폭력 상황에는 그런 공정한 조건이 존재하지 않습니다. 힘의 크기만이 관계의 전부가 되어 버리는 순간입니다. 성폭력은 '성'과 '폭력'이 결합된 형태로, 그 안에는 완전한 강자와 약자의 구도가 자리합니다. 남성이 여성에게, 어른이 아이에게, 상사가 부하에게… 피해자는 대체로 약자의 위치에 있는 경우가 많습니다. 물론 최근에는 남성 피해 사례도 늘어나며, 성폭력은 단순한 '남녀의 문제'가 아닌 '힘의 문제'임을 더 분명히 보여 주고 있습니다. 이 '힘'은 단지 육체적인 완력만을 의미하지 않습니다. 사회적 지위, 경제력, 심리적 권위, 감정적 유대 등 다양한 형태로 나타납니다. 그래서 더욱 무서운 건, 아이들이 경험하는 성폭력의 상당수가 '낯선 사람'이 아닌, '가깝고 잘 아는 사람'에 의해 발생한다는 사실입니다. 그중에서도 가장 안타까운 경우는 아이가 신뢰하고 의지하는 관계에서 벌어지는 성폭력입니다. 부모나 친척처럼 거부하거나 벗어나기 어려운 존재에게서 받는 상처는 단순한 폭력을 넘어, 아이의 세계 전체를 무너뜨릴 수 있습니다. 요즘 자주 회자되는 '그루밍 성범죄'도 같은 맥락입니다. 아이는 상대가 자신에게 다정하게 다가오고, 선물을 주거나 칭찬하는 것이 진짜 사랑이라고 믿게 됩니다. 하지만 상대는 처음부터 성적인 목적을 가지고 아이를 조종해 왔던 것입니다. 아이는 스스로를 보호할 수 있는 힘도, 이 상황을 판단할 수 있는 인식도 갖추지 못한 채 상처를 입습니다.

그래서 우리는 아이에게 '몸의 소중함'을 먼저 가르치고, '싫다'는 감정을 말로 표현할 수 있도록 돕고, 위험한 상황을 분별하는 힘을 키워 줘야 합니다. 무엇보다, 아이는 절대로 잘못이 없다는 것을 반복해서 알려 줘야 합니다. 성폭력은 누군가가 아이의 마음과 몸을 무너뜨리는 행동입니다. 하지만 부모가 끝까지 아이 편이 되어 주고, 아이의 상처를 '문제'가 아니라 '마음'으로 바라봐 준다면, 아이는 회복할 수 있습니다. 우리가 해야 할 일은 그 상처를 두려움이 아닌 사랑과 이해의 눈으로 마주 보는 일입니다. 이번엔 성폭력 사건을 조금 다른 관점에서 들여다보려 합니다. 부산에서 한 18세 고등학생이 특수강도강간 혐의로 체포되었습니다. 이 학생은 3년 동안 무려 10여 명의 여성을 성폭행한 혐의를 받고 있었는데요. 아이의 어머니는 아들이 매일 아침 운동을 하러 나간다고 믿고 있었습니다. 그런데 실제로는 그 시간마다 혼자 사는 여성을 노리고 범행을 저질러 왔다는 사실이 밝혀졌습니다. 이 어머니의 심정을 감히 상상할 수 있을까요? 내가 알던 '내 아이'가 다른 사람의 삶을 파괴하는 가해자가 되었다는 현실. 어떤 말로도 그 충격과 참담함을 표현할 수 없을 것입니다. 이런 사건을 접하면 많은 이들이 분노에 차서 말합니다.

"진짜 쓰레기다."
"싸이코 아니야?"
"죽여야 돼. 거세해야 돼."

맞습니다. 피해자를 생각하면, 너무 화가 나고 마음이 찢어지는 게 당연합니다. 저 역시 이런 사건을 들을 때마다 가슴이 울렁거리고 눈에서 피가 날 것 같은 기분이 듭니다. 그런데, 여기서 한 걸음 더 나아가 생각해 봅니다. 요즘 성폭력 가해자 중에는 '아이'나 '청소년'인 경우도 점점 늘어나고 있습니다. 이 아이들은 태어날 때부터 '성폭력범'이었을까요? 처음부터 누군가를 해치려는 악한 마음을 품고 있었을까요? 절대 그렇지 않습니다. 물론, 범죄는 명백한 잘못이고 책임을 져야 합니다. 그들이 저지른 행위는 어떤 이유로도 정당화될 수 없습니다. 하지만 우리는 동시에, 이 아이들이 '성에 대해 비틀어진 사회에서 자라 온 존재'라는 사실도 함께 봐야 합니다. 왜곡된 성 인식이 너무도 쉽게 노출되는 환경 속에서, 건강한 성 가치관을 배울 기회조차 없이 자라난 아이들. 그들은 분명 가해자이지만, 동시에 이 사회의 피해자이기도 합니다. 이런 시선은 결코 가해자를 두둔하자는 것이 아닙니다. 오히려 진짜 중요한 질문을 던지는 것입니다.

"우리는 지금 아이들에게 어떤 성 문화를 보여 주고 있나요?"
"이 사회는 아이들을 올바르게 보호하고 있나요?"

분노는 때로 정의의 시작일 수 있습니다. 하지만 변화는, 분노 그 너머에서 시작됩니다. 진짜 아이들을 지키기 위해서는 단죄만이 아닌, 이런 아이들이 생겨나지 않도록 만드는 예방의 힘이 필요합니다. 성 인지 감수성이라고 하지요. 남녀의 차이나 차별에 대한 민감성, 예민함을 키워야 합니다. 이는 남녀의 차이나 차별에 대해 민감하게 느끼고 섬세하게 반응하는 능력입니다. 이 감수성은 단순한 지식이 아니라, 타인을 깊이 배려할 수 있는 마음에서 비롯됩니다.

내가 던진 '장난'이 누군가에게는 깊은 '상처'가 될 수 있다는 사실을 알지 못한 채 살아간다면, 우리는 알게 모르게 얼마나 많은 사람의 마음에 흉터를 남기게 될까요? 성이라는 주제는 '관계'를 전제로 합니다. 두 사람이 만나고, 서로를 마주하게 될 때, 무엇보다 중요한 건 "나는 괜찮은데?"가 아니라 "상대는 어떻게 느낄까?"를 먼저 생각하는 태도입니다. 누군가는 이렇게 말하죠.

"세상 너무 삭막해졌어."
"예민한 사람들 때문에 숨 막혀."

하지만 우리가 정말 바라는 건 숨 막히는 사회가 아니라, 서로 존중하며 더 편안하게 공존할 수 있는 사회 아닐까요? 사실, 동성 친구끼리도 장난의 수위에 따라 각자 다르게 반응하곤 합니다. 어떤 친구는 웃으며 넘기지만, 어떤 친구는 마음이 불편해지기도 하지요. 그건 누구의 잘못이 아닙니다. 사람은 각자 다르게 느낄 수 있는 존재이기 때문입니다. 그러니 불편함이 생겼다면, 서로 솔직하게 이야기하고 조심하는 것, 그건 '예민함'이 아니라 '성숙함'입니다. 저도 장난을 참 좋아하지만, 늘 느낍니다.

'적당히'라는 게 얼마나 중요한지를. 특히 '성'에 관련된 장난은, 내겐 웃음거리였을지 몰라도 상대에게는 범죄로 느껴질 수 있다는 점을 아이들이 꼭 이해했으면 좋겠습니다. 그리고 한 가지 더, 힘을 가진 사람이 더 조심해야 합니다. 그 힘은 단지 몸의 힘만이 아닙니다. 지위, 나이, 돈, 권력… 어떤 형태든 힘을 가진 쪽은 항상 더 섬세하고 책임 있게 행동할 필요가 있습니다.

그게 진짜 어른이고, 그게 진짜 사랑이고,
그게 진짜 교육입니다.

대상과 장소를 가리지 않고 일어나는 성폭력 어떻게 예방해야 할까요? 그렇다면 우리는 어떻게 이런 위험으로부터 우리 아이들을 지킬 수 있을까요? 우리에게는 훈련이 필요합니다. 성폭력 상황은 평소와는 전혀 다른, 매우 낯설고 당황스러운 '비일상적 상황'에서 발생합니다. 그렇기에 미리 훈련하지 않으면, 실제 상황에서 아이는 당황하고 아무런 대응도 하지 못할 수 있습니다. 예를 들어 생각해 보세요. 처음 춤을 배우러 간 날, 아무런 위협이 없는데도 몸이 어색하고 마음이 긴장되지 않나요? 그런데 하물며 위협이 느껴지는 상황이라면 어떨까요? 몸도 마음도 얼어붙는 건 당연한 일입니다.

그래서 우리는 미리 배우고, 어떻게 말하고, 어떻게 반응해야 하는지를 연습해야 합니다. 성폭력 가해자의 대부분은 낯선 사람이 아닌, 가까운 관계의 사람입니다. 그리고 실제로 가장 많이 일어나는 건, 성추행입니다. 이 지점에서 우리는 아이와 함께 다음과 같은 질문을 해 보아야 합니다.

"이런 상황에서는 어떻게 해야 할까?"
"그럴 때 내 마음을 어떻게 표현할 수 있을까?"
"어른들에게 어떻게 도움을 요청할 수 있을까?"

아이들이 상황을 구체적으로 상상하고, 자신의 감정과 판단을 표현하는 방법을 배우는 것. 그것이 가장 강력한 예방 교육입니다.

요즘, 생각해 보면 참 이상하고 슬픈 말들이 있습니다. '데이트 성폭력', '부부 강간'. 이 단어들, 들어 보신 적 있으시죠? 데이트는 '사랑하는 사이'에서 하는 일이고, 부부는 '가장 가까운 사랑의 관

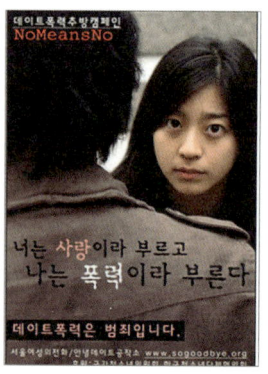
계'라고 여겨지는데… 그런 사이에서 '성폭력'이 발생한다고요? 말은 안 됩니다. 그런데… 현실에서는 일어납니다. 그리고 점점 더 자주, 더 가까이에서 일어나고 있습니다. 이런 일들이 생기는 이유는 분명합니다. 사랑이라는 말의 본질을 모르기 때문입니다.

 진짜 사랑이란, 상대의 마음을 이해하고, 상대의 입장에서 생각할 수 있는 능력에서 시작됩니다. 그런데 그 '상대의 입장'은 완전히 무시한 채 자신의 욕구를 '사랑'이라는 말로 포장해 버릴 때, 그건 더 이상 사랑이 아니라, 폭력이 되는 것입니다. 아이들에게 알려 줘야 할 건 단순한 경고가 아닙니다. 우리는 아이들에게 '훈련'을 통해 알려 줄 수 있어야 하고, '사랑'이라는 관계 안에서 무엇이 존중이고 무엇이 침해인지 명확히 구별할 수 있도록 도와줘야 합니다. 그것이 우리가 아이들을 지키는 가장 근본적인 방법입니다.

자! 성폭력을 예방하기 위해 우리가 먼저 기억해야 할 것은, 가해자가 '아는 사람'일 경우가 많다는 점입니다. 그렇기 때문에 가장 중요한 것은 자기 의사 표현을 정확하게 하는 것이에요. 예를 들어, 평소 알고 지내던 사람과의 분위기가 평소와는 다르게 어색해졌을 때, 내가 '이상하다'는 느낌을 받았을 때, 또는 상대의 행동이 내 감정을 불편하게 만들었을 때는 정확히 말할 수 있어야 합니다.

우선 가장 안전한 방법은 지금 누군가 만나기로 해서 나를 기다리고 있다. 가 봐야 한다며 그 상황을 벗어나는 것입니다. 제3자가 이 상황을 알 가능성이 있다는 것 자체가 당장의 범죄를 막을 수 있는 방법이 됩니다. 그리고 상황을 벗어나면 경계를 확실히 해야겠지요.

"저는 원래 이런 스킨십 별로 안 좋아해요."
"그런 행동 많이 불편한데, 그만해 주셨으면 좋겠어요."

이처럼 몸에 대한 주체성과 경계를 분명히 표현하는 것이 중요합니다. 물론, 이렇게 말하면 관계가 손상될 수도 있어요. 그 부분은 당연히 중요하지만 그래도 필요한 말은 꼭 해야 합니다. 다행히 상대가 성숙한 사람이라면 자신의 행동을 돌아보고 사과하고 멈출 수도 있습니다. 그게 최선의 상황이지요. 그렇지 않다면, 망설이지 말고 도움을 요청해야 합니다. 혼자 감당하지 말고, 내가 믿을 수 있는 사람에게 상황을 알리세요. 그 한 걸음이 나를 지키는 시작입니다. 모르는 사람에게 위협을 받는 상황이라면 어떨까요? 같은 상황, 같은 반응은 없습니다.

그렇기 때문에 우리는 다양한 이야기를 듣고, 상상해 보고, 직접 몸으로 연습해 보는 훈련이 꼭 필요합니다. 제 친구의 실제 이야기를 하나 해 드릴게요. 퇴근길에 골목길을 걷고 있던 그 친구는, 갑자기 누군가가 뒤에서 치마를 확 잡아당겼다고 해요. 그 순간 친구가 어떻게 반응했을까요?
"꺄악! 왜 이러세요!"

이런 예상되는 반응 대신, 자기도 모르게 완전 저음으로 괴물 소리를 냈다고 합니다.
"워어어어어어!!!"
순간 당황한 남자는 도망쳤고, 친구는 소리를 지르며 쫓아가면서 신고까지 했다고 해요. 놀랍고 대견하죠. 비슷한 경험을 한 여성 연예인의 이야기도 있어요. 아파트 엘리베이터에서 따라오던 낯선 사람이 덮치려는 순간, 그녀는 머릿속으로 공포 영화 한 장면을 떠올리며, 마치 괴물이 빙의된 것처럼 소리를 질렀다고 해요. 그 남자 역시 놀라서 도망쳤다고 합니다. 웃기면서도 아찔한 이야기들이지만, 이 사례들이 우리에게 공통적으로 알려 주는 내용이 있어요. 예상하지 못한 반응이 사건의 흐름을 바꿀 수 있다는 것. 모두에게 적용되진 않지만, 우리가 생각하고, 연습하고, 훈련한 만큼 다르게 반응할 수 있고, 그 다름이 다른 결과를 만들어 낼 수 있습니다.

이제, 아이들과 꼭 함께해야 할 중요한 일이 있습니다. 바로 '실질적인 성폭력 대처 훈련'이에요. 많은 부모님들이 학교 성교육에 대해 아쉬움을 토로하시는데요. 가장 큰 이유는, 현실적이지 못하다는 점입니다. 그래서 우리가 아이들과 함께 할 수 있는 좋은 방법 중 하나는, 상황을 설정하고, 그 상황에서 어떻게 행동할지를 이야기해 본 뒤, 실제로 연습해 보는 것입니다.

예를 들어 이렇게 해 볼 수 있어요:
엘리베이터 안에서 낯선 사람이 이상한 말을 하면?

친구가 나의 몸을 만지려 할 때는?

어른이 나에게 비밀로 하자며 이상한 말을 건넬 때는?

이런 상황별 롤플레잉은 아이들에게 '지식'이 아니라 반사적인 대응 능력을 키워 주는 데 매우 효과적입니다. 또 하나, 현실적인 준비물도 도움이 됩니다. 저도 배우자로부터 호신용 물품들을 선물 받은 적이 있습니다. 고춧가루 스프레이, 귀엽게 생긴 호신용 경보기 이런 것들은 사용 방법을 숙지하고, 실제로 가지고 다니는 습관이 중요해요. 스프레이의 경우엔 일정 거리 안에서만 효과가 있다는 것도 알아 두셔야 합니다. 아이들과 함께 호신용 경보기를 작동시켜 보는 연습, 어떤 상황에서 꺼내 써야 할지를 시뮬레이션해 보는 것도 좋아요. 그리고 마지막으로, 아주 조심스럽지만 꼭 이야기해야 할 현실적인 부분도 있습니다. 정말 아무도 도와줄 수 없는 상황이 있을 수 있습니다. 무방비 상태, 상대가 흉기를 들고 위협적인 상태, 저항할 경우 목숨이 위험할 수 있는 상황에서는… 내가 다치지 않고 살아남는 것이 최우선입니다. 성폭력을 당하더라도 생명을 먼저 지키는 선택을 해야 할 수도 있어요. 무술을 배운 사람조차도 흉기 앞에서는 생명을 지키기 어렵습니다. 내 몸과 성도 소중하지만, 생명이 가장 중요합니다. 이런 이야기를 하며 아이들에게 자책하지 않는 법, 살아남은 나를 응원하는 마음을 함께 알려 주는 것이 무엇보다 필요합니다. 결국 중요한 것은, 발생할 수 있는 모든 상황을 열어 놓고 아이와 이야기해 보는 것입니다. 상상하고, 말하고, 연습하고, 그 속에서 자신을 지키는 힘이 생깁니다. 그리고 꼭 말해 주세요.

"너는 앞으로 기쁨을 느끼며 살아갈 세상 속에 있는 존재야.
너를 사랑하고, 너를 소중히 여기는 사람들이 네 곁에 있어.
무슨 일이 있어도, 그건 너의 잘못이 아니야."

이 따뜻한 메시지가 아이들에게 살아갈 용기와 사랑받을 가치를 심어 줄 거예요.

디지털 시대,
성교육도 달라져야 해요

"아이를 지키기 위해선, 막는 게 아니라
함께 보는 것부터 시작해야 합니다."

TV, 핸드폰, 인터넷. 아이들이 이 세계에 발을 들이기 시작하면, 그걸 조절하려는 부모와 어떻게든 해 보려는 아이 사이에 작은 전쟁이 시작됩니다. 육아에 필요한 정보는 넘쳐나는데, 정작 아이를 키우는 일은 점점 더 어렵게 느껴지는 요즘입니다. 그렇다면 디지털 세상 속 우리 아이, 어떻게 지켜 줘야 할까요? '완벽 차단'은 정답이 아닙니다. 완전히 막는 것은 현실적으로도, 교육적으로도 어렵고 바람직하지 않습니다. 핵심은 아이가 '바르게 사용할 수 있도록' 도와주는 것입니다.

성교육의 대가 구성애 선생님도 강조하셨죠. "아이의 눈을 가리는 게 아니라, 아이의 눈에 들어오는 것을 함께 보며 이야기하라." 아이의 마음을 먼저 알고, 아이가 무엇을 보고 있는지 함께 살펴보는 것. 그게 바로 디지털 성교육의 시작입니다.

유아기~초등 저학년

이 시기에는 부모가 충분히 개입할 수 있습니다.
★ 시간: 한 번에 30분~1시간 이내
★ 내용: 부모가 먼저 확인하고, 연령에 적합한 컨텐츠만 제공
★ 역할: 부모는 감시자가 아니라 멘토가 되어야 합니다.

아이의 관심사에 대해 이야기하고, 가능하다면 함께 시청하거나 체험해 보는 것이 아이와 연결되는 최고의 방법입니다.

초등 고학년~청소년기

이 시기부터는 아이가 부모가 모르는 세계를 접하기 시작합니다.
★ 이제는 '막는 것'보다 미리 말해 주는 것이 중요합니다.

"인터넷에는 건강하지 않은 자극적인 콘텐츠가 있어."
"그걸 계속 보면 진짜 사랑이나 성에 대해 왜곡된 생각이 생길 수 있어."

"그건 네 마음과 관계에 상처가 될 수 있어."

이런 대화를, 미리, 자주, 진지하게 나눠야 합니다. 특히 디지털 성범죄에 대해서는 구체적인 사건 사례를 가지고 -(사진 저장, 공유, 단톡방 몰카, 음란물 등이 실제 범죄가 된다는 걸 확실히 알려 주고 사건의 원인과 결과, 가해자와 피해자의 입장, 그리고 그 감정까지 이야기해 보는 시간을 만들어 보세요.

"어떤 감정이었을까?"
"내가 피해자였다면 어땠을까?"
"이런 일이 다시 안 생기려면 어떻게 해야 할까?"

이건 단순한 정보 전달이 아니라 공감 능력을 키우는 성교육입니다. 아, 그리고 내가 남긴 작은 악플 하나도 디지털 세상에서는 영원히 기록으로 남는다는 사실을 꼭 알려 주세요. 아이들과 함께, 꿈을 이룬 연예인들이 과거의 말과 행동 때문에 어떤 어려움을 겪었는지 사례를 나눠 보세요. 지금은 비밀이 거의 존재하지 않는 투명한 시대입니다. 내가 하는 말과 행동, 온라인에서의 흔적까지 모두 나를 설명하는 자료가 됩니다. 결국 가장 효과적으로 성공하는 길은, 인격적으로 성장하며 말과 행동을 책임 있게 하는 삶이라는 것도 자연스럽게 알려 주세요.

> 연결의 힘: 온라인보다 강한 오프라인

SNS나 메신저로 아이와 소통하는 것도 필요하지만, 더 중요한 건 현실 세계에서의 유대감입니다. 자주, 깊이, 따뜻하게 연결되어 있는 엄마 아빠와의 관계는 어떤 유해한 콘텐츠보다도 강한 보호막이 됩니다.

> 작지만 강력한 실천

매달 1~2번, 성과 관련된 주제로 가족 대화 시간을 가져 보세요. 뉴스나 기사 속 성 관련 이슈를 함께 이야기해 보는 것도 좋겠죠. "왜 이런 일이 생겼을까?" "어떻게 하면 안 생기게 할 수 있을까?" 아이와 함께 이야기하고, 느끼고, 생각하며 성 감수성을 키워 주세요.

"디지털 시대의 성교육은 정보보다 관계, 지식보다 공감에서 시작됩니다. 아이를 통제하려 하지 말고, 아이와 같은 편이 되어 주세요. 그 연결이 아이를 지켜 줍니다."

05

성교육 트랜드 거꾸로 보기

모든 것이 그렇듯 성교육도 시대와 환경에 따라 '트렌드'가 존재합니다.
트렌드는 정답이 아니라 흐름입니다.
시대의 분위기, 사람들의 인식 변화에 따라 달라지는 것이지요.
하지만 모든 변화가 반드시 옳다고만은 볼 수 없습니다.

"요즘은 다 이렇게 한다니까?"
"정부 지침이 그렇다더라."
"유네스코, 유엔 기준에 맞춰야 하지 않을까?"

이런 말들이 항상 최선의 방법을 보장해 주는 것은 아닙니다.
오히려 그럴수록 우리는 한 걸음 물러나 '과연 이것이 내 아이에게도 맞는가?, 이게 진짜 옳은 방향일까?'라고 반문해 보는 연습이 필요합니다.
성교육은 삶의 가치와 연결된 교육입니다. 그래서 더더욱 정답보다는
방향성을 함께 고민하는 시간이 되어야 합니다.
부모에게도 이 시선이 필요하고, 아이들에게도 스스로 생각하고 다른 관점에서 바라볼 수 있는 여유와 공간을 주는 것이 중요합니다.
예를 들어 이런 질문을 던져 볼 수 있습니다:
"예전에는 이렇게 가르쳤는데, 요즘은 이렇게 바뀌었어.
그런데 혹시 또 다른 방법이 있을까?"
"모두가 그렇게 하니까 나도 따라야 할까? 아니면
우리 가족만의 방식도 괜찮을까?"

아이들과 함께 기존의 시각을 뒤집어 보고, 다른 생각도 해 볼 수 있게
도와주는 이런 대화들은 아이의 비판적 사고를 기르고,
자기만의 성 가치관을 세워 나가는 데 큰 힘이 됩니다.

성과 사랑은
어떤 관계일까?

요즘 성교육의 트렌드 중 하나는 성기의 명확한 명칭을 가르치는 것입니다. '음경', '음순'이라는 의학적 명칭을 유아기부터 자연스럽게 익히는 것이 가장 바람직하다고 말하지요. 그 말, 과연 정말 맞을까요? 저는 이렇게 생각합니다. '음경', '음순'이라고 부르는 것이 나쁘지 않은 것처럼, '고추', '잠지'라고 부르는 것 역시 나쁜 말이 아닙니다. 우리가 아이에게 '맘마', '까까'라고 말해도 그게 유아기 언어로 사랑스럽고 친근하게 쓰이는 것처럼, '고추', '잠지'라는 표현도 유아, 아동기에 귀엽고 자연스럽게 사용할 수 있는 말입니다.

반드시 어른이 쓰는 용어로 생식기를 표현해야 할 필요는 없다고 생각합니다. 그렇다면, 부부끼리는요? '보지', '자지'는 나쁜 말일까요?

저는 이 단어들을 부정적으로 배우지 않았습니다. '보물단지', '자손단지'처럼 따뜻하고 사랑스럽게 가르쳐 주는 방식으로 배웠기에, 남편과의 대화 속에서 자연스럽게 '보지', '자지'라고 부르기도 합니다. 이런 언어가 문제가 될까요? 저는 그렇지 않다고 생각합니다. 문제는 단어 자체가 아니라, 그 말을 어떤 의도와 맥락으로 사용하는가에 달려 있습니다. 그래서 어떻게 부르는 게 좋을까요? 공식적인 명칭인 '음경', '음순'을 누구나 알고 있는 것은 매우 중요합니다. 하지만 그렇다고 해서 다른 말들은 모두 틀리고, 나쁜 것처럼 여겨져선 안 됩니다. 연령에 맞게, 상황에 맞게, 그리고 관계에 맞게 어떤 명칭을 사용하는지에 따라 충분히 조절할 수 있어야 합니다.

유아기엔 귀엽고 친근하게: 고추, 잠지, 소중이 /성장기엔 자연스럽게 명확하게: 음경, 음순 /부부끼리는 사랑스럽고 자유롭게: 자지, 보지, 또는 우리만의 언어로.

이렇게 단어를 하나로 규정하지 않고 다양성을 인정하는 것, 그것이 진짜 열린 성교육이 아닐까요?

아! 이건 제가 혼자 생각한 건데요.
저는 여자로 태어났지만, 어릴 적부터 '잠지'라는 단어조차 들어보지 못해서, 그 말이 너무 어색하게 느껴졌어요. 그런데 아들들을 키워 보니까 '고추'라는 단어가 너무 귀엽고 자연스럽게 들리는 거예요. 딱 그 나이 또래 아이들에게 잘 어울리는, 귀엽고 친근한 표현. 여자아이에게도 그런 말이 있으면 얼마나 좋을까? 하는 생각이 들었어요. 그래서 고민했죠. 여자아이 생식기와 비슷한 느낌을 주는, 귀엽고 따뜻한 이미지를 가진 과일이나 식물 중에 뭐가 있을까? 그러다 어느 날, '보리쌀'을 보는데 너무 귀엽고 소중해 보이더라고요. 그래서 마음속으로 생각했어요.

"그래, 여자아이 생식기 별칭을 '보리'라고 하면 참 좋겠다."

작고, 소중하고, 생명을 품고 있는 씨앗 같은 존재. '보리'는 그런 의미에서 너무나 잘 어울린다고 생각해요.

싫어요! 안 돼요!는 정말 괜찮은 표현일까?

앞에서도 잠시 이야기했지만 중요하니까 다시 한 번 강조합니다. 성폭력 예방 교육에서 오랫동안 강조해 온 문장이 있습니다.

"싫어요! 안 돼요!"

위험한 상황에서 유아나 아동이 이렇게 말하도록 가르치는 것이죠. 하지만 지금은 이 방식에 대한 회의적인 시선이 많아졌고, 더 현실적이고 효과적인 교육 방향이 논의되고 있습니다. 상황을 구체적으로 생각해 볼까요? 보통 아이들에게 성적으로 접근하는 일은 놀이터나 공공장소에서보다 은밀하고 폐쇄된 공간에서 일어나는 경우가 더 많습니다. 그런데 "싫어요! 안 돼요!"라는 말이 그런 상황에서 가해자의 행동을 막을 수 있을까요? 오히려 아이가 거절 의사를 표현했을 때, 상황이 더 위험해질 수도 있습니다. 일상 속 사례로 돌아가 보겠습니다. 저희 둘째가 4살 때 어린이집에서 성교육을 받고 길에서 머리를 쓰다듬는 어르신에게도 약간 경계심을 보이더군요. 그 모습을 보며 애매하고 씁쓸한 마음이 들었습니다. 그래서 저는 아이에게 이렇게 알려 주고 있어요.

"머리를 쓰다듬는 건 괜찮아. 하지만 속옷 속 소중한 부분은 절대 다른 사람이 만져서는 안 돼."

모든 스킨십을 경계하라고 교육하는 것보다, 아이 눈높이에 맞는 경계 기준을 알려 주는 것이 중요하다고 생각해요. 그렇다면 어떻게 가르쳐야 할까요? 가장 중요한 건 유인 상황 자체를 피하는 것입니다. 그리고 아이가 자연스럽고 지혜롭게 거절할 수 있도록 말할 수 있는 문장을 익히는 것도 매우 중요합니다.
예를 들어 이렇게요:
"어디 가기 전에 엄마 아빠한테 꼭 말해야 해요. 기다리시거든요."
"지금 엄마 아빠 기다리고 계셔서 얼른 가야 해요."

"금방 다시 거기로 가 봐야 해요. 저번에 좀 늦어서 엄마 아빠가 경찰서까지 가셨어요."

이런 말은 듣는 사람에게 경계를 일으키지 않으면서도, 아이 자신을 위험으로부터 빠져나오게 할 수 있는 말이에요. 교육의 목표는 단순한 구호가 아니라 현실적인 생존력입니다. "싫어요! 안 돼요!"는 이제 시대에 맞는 방식이 아닙니다. 가해자의 태도 변화를 유도하고, 아이 스스로 위험한 상황을 빠져나올 수 있는 힘을 길러 주는 더 효과적인 성교육입니다. 경계만으로는 아이를 지킬 수 없다고 생각합니다. 요즘 많이 아쉬운 게 있습니다. 예전처럼 동네 할머니, 할아버지, 이모, 삼촌이 길에서 만난 아이에게 "아이고, 귀엽네~" 하며 머리를 쓰다듬는 것도 망설이게 되는 세상이 되어 버렸다는 겁니다. 물론 '만약'을 예방하기 위한 조심은 필요합니다. 하지만 모든 것을 경계하라고 가르치는 교육이 정작 우리 아이를 안전하게 지켜 줄 수 있는 관계의 연결망까지 막아 버리는 건 아닐까요? 저는 아이들에게 이렇게 말해요.

"사람과 사람이 만났을 때 인사를 하는 건 기본이야. 그리고 그건 너희가 어려운 상황이 생겼을 때 도움을 받을 수 있는 방법이기도 해."

우리가 누군가에게 인사를 한다는 건 "우리는 서로 알고 있어요"라는 신호이기도 하죠. 늘 인사하던 아이가 도움이 필요한 상황에 처했다면, 그 아이를 더 가깝고 내 아이처럼 느끼는 어른들이 도와줄 확률이 높지 않을까요? 반대로, 아무 말 없이 지나치던 아이라면 그런 친밀함을 느끼기 어려울지도 모릅니다. 진짜 안전망은 사람 사이의 연결입니다. 물론 성폭력의 많은 경우는 아는 사람에 의해 일어난다는 점 잘 알고 있습니다. 하지만 그렇다고 해서 우리 아이를 아는 모든 어른들을 잠재적 가해자처럼 경계해야 할까요? 그보다는 우리 아이 주변의 대부분의 선량한 어른들이 아이를 보호하려는 마음을 가진 사람들이 되도록, 마을 전체가 안전망이 되도록 만드는 것이 더 현실적이고 효과적인 방법 아닐까요?

우리는 아이를 정말 보호하고 있나요? "아무도 믿지 마", "모르는 사람 말 절대 듣지 마"와 같이 우리가 아이를 보호하려 했던 교육들이 진짜 효과적으로 아이를 보호하는 방법인지 이제는 함께 다시 생각해 봐야 합니다. 누구나 조심해야 하지만, 온기와 관계로 연결된 사회 속에서 자라는 아이는 훨씬 더 강하고 안전하게 성장할 수 있다고 믿어요.

몽정파티, 월경파티를 하던데

요즘은 월경파티나 몽정파티를 주변에서 많이 하기도 하고, 그걸 보며 "나도 하고 싶다"고 말하는 아이들도 있어요. 그렇다면 해서는 안 될 이유는 없지요. 다만, 아이와 충분히 대화를 나눈 뒤 결정하는 걸 추천드립니다. 그런데, 저는 이렇게 생각해요. 성적인 변화는 굉장히 개인적인 영역이라고 생각합니다. 그렇기 때문에 축하를 한다면 가족 안에서 조용하고 따뜻하게 '내밀한 축하'를 해주는 것이 더 자연스럽다고 느껴져요. 예를 들어, 엄마 아빠가 준비한 오붓한 식사나 따뜻한 편지, 경험을 들려주는 시간 같은 거요. 그 자체가 아이에게는 충분히 특별한 추억이 됩니다. 이런 시간은 단순히 축하한다는 의미보다는, "너는 이제 한 단계 자라고 있어.

앞으로 남자/여자로서 어떤 변화가 있을지, 그 변화에 담긴 책임과 아름다움이 뭔지 함께 이야기해 보자."라는 성장 교육의 장이 되면 더욱 좋겠지요. 생일파티처럼 친구들을 초대해서 떠들썩하게 하는 분위기보다는, 조용하지만 깊이 있는 가족의 시간이 아이에게 더 큰 의미가 될 수 있어요.

남미에서의 경험을 말씀드려 볼게요. 제가 예전에 남미에서 2년 정도 생활한 적이 있었는데, 그곳에는 14세나 15세가 되면 성인식을 겸한 큰 파티를 해 주는 문화가 있어요. 그런데 실제로 그 파티를 앞둔 아이나 부모들이 "부담이 너무 크다"고 말하는 걸 많이 들었습니다. 가정마다 여건이 다르고, 모두가 똑같이 준비할 수도 없는 상황이었죠. 그 모습을 보면서 '생일파티는 친구들과, 성장은 가족과 함께.' 이런 문화가 더 좋지 않을까 하는 생각이 들었습니다. 몽정파티, 월경파티도 그렇게 하는 게 어떨까요? 꼭 파티라는 형식이 아니어도 괜찮아요. 가족끼리 오붓하게 맛있는 걸 먹으며 엄마 아빠가 처음 월경이나 몽정을 경험했던 이야기, 그때의 감정, 궁금했던 점들을 솔직하게 들려주는 시간이 된다면, 그 자체로도 아이에게는 충분히 따뜻하고 특별한 추억이 됩니다.

부담스럽지 않게, 아이의 마음에 맞게, 사랑을 담아 축하해 주는 시간. 그게 바로 우리가 해 줄 수 있는 가장 멋진 파티 아닐까요? 이런 설명 어때요?

"월경은 네 몸이 아기를 가질 수 있을 만큼 자라났다는 신호야. 자궁이라는 작은 방이 한 달에 한 번, 아기 손님이 올지 몰라서 이불을 깔아 두었다가 손님이 안 오면 그걸 정리하는 거야. 그래서 피처럼 보여도 사실은 몸이 건강하게 작동 중이라는 뜻이지. 불편할 수는 있지만, 그만큼 너의 몸이 멋지게 성장하고 있다는 증거야. 엄마도 처음에는 되게 당황했는데 그때부터 몸에 대해 더 공부하고 관심을 가지게 된 것 같아."

"몽정은 남자의 몸이 성장하면서 스스로 '씨앗 만들 준비가 되었어요!' 하고 알려 주는 자연스러운 신호야. 자는 동안 고환이라는 공장에서 만든 씨앗이 몸 밖으로 나오는 거지. 그래서 자고 일어났는데 팬티가 젖어 있는 일이 생길 수 있어. 처음엔 당황스럽지만, 그건 몸이 건강하다는 증거고, 누구에게나 찾아오는 멋진 성장의 한 과정이야. 이제 너는 생명을 만들 수 있는 능력을 가진 만큼, 자기 몸을 존중하고, 다른 사람의 몸도 소중히 여길 줄 아는 멋진 남자로 자라가면 된단다."

엄마, 아빠가 월경이랑 몽정에 대해 실제로 어떻게 대처하면 좋은지도 알려주면 좋겠지요.

동성애, 젠더
엄마 아빠는 이렇게 생각해.

부모님들, 동성애와 젠더 개념에 대해 어떻게 생각하시나요? 아이들에게 어떤 시선과 언어로 전해 주는 것이 건강한 관점일까요? 지금의 트렌드(?)에 맞춰 말해 주는 것이 정말 건강한 성교육일까요?

"사람은 다 달라서 그럴 수도 있어~ 요즘은 성 정체성도 변하고, 선택도 하는 거래~ 너도 어떻게 될지 아무도 몰라~ 엄마, 아빠도 모르겠다."

저는 이렇게 말할 수는 없겠더라고요. 물론 요즘 같은 시대에는 정말 그렇게 생각하는 분들도 계실 겁니다. 하지만 우리는 어떤 문화 속에서, 어떤 영향을 받고 있는 걸까요? 동성애 찬성? 반대? 옳고 그름의 문제 ?아니면 어떤 문제든 '그럴 수 있지' 하고 넘기는 관점? 저도 이 부분에 대해 정말 오랫동안 고민해 왔습니다. 20대 때 필리핀에 간 적이 있었습니다. 좋은 기회가 닿아 현지 아이들에게 '성과 사랑은 하나다'라는 주제로 성교육을 했었어요. 강의가 끝나고 한 아이가 저에게 "동성애에 대해 어떻게 생각하냐"고 물었습니다. 그때는 아직 제 생각이 정리되지 않아서 대답을 못 했습니다.

필리핀엔 트랜스젠더가 정말 많았습니다. 처음 보는 광경에 생각이 참 많아지더군요. 누가 봐도 남자의 몸인데, 긴 머리를 휘날리며 치마를 입고 여성처럼 말하는 사람들을 자주 보게 되었어요. 태국 같은 동남아시아 국가를 여행해 보신 분이라면 한 번쯤 접해 보셨을 풍경일 겁니다. 그 나라에 트랜스젠더가 많은 이유에 대해 이런 말들이 있더군요. 전쟁으로 남자들이 다 죽어 나가니 남자아이를 여자처럼 키우게 되었다는 이야기나, 이른 나이에 성관계를 하고 아버지가 도망간 후, 어머니와 외할머니 손에 자란 아이들이 남성 혐오를 가지게 되어 그렇게 되었다는 말들요. 동성애에 대해 찬성하는 쪽과 반대하는 쪽에서 말하는 내용은 놀랍도록 정반대입니다. 과학적인 연구 결과들조차 완전히 반대 방향을 가리키고 있지요.

'동성애자의 뇌는 다르다.' '아니다, 다르지 않다.'
'선천적이다.' '아니다, 후천적이다.'

그렇다면 정말 동성애는 선천적인 걸까요? 후천적인 걸까요? 혹은 둘 다 영향을 줄 수 있는 걸까요? 양성애는요? 그것도 선천적인 걸까요, 아니면 환경의 영향을 받은 걸까요? '성적 지향(sexual orientation)'이라는 말을 들어 보셨나요? 이성애자, 동성애자, 양성애자, 범성애자, 무성애자… 그리고 성별 정체성도 다양해졌습니다. 트랜스젠더, 바이젠더, 젠더리스(성별이 없는 사람), 젠더플루이드(상황에 따라 성별이 바뀌는 사람)까지—

우리 세대에는 들어 본 적도 없던 개념들이 정말 짧은 시간 안에 쏟아져 나왔습니다. 그런 사람들이 존재하니까 다 인정해야 하는 걸까요? 사실은 어른들인 우리조차도 혼란스러운데 이걸 그냥 넘길 수 있을까요? 성별마저도 혼란스러워지는 세상 속에서 아이들이 아무런 영향을 받지 않을 수는 없습니다. 그래서 더더욱 엄마 아빠인 우리가 먼저 정리하고 생각을 세우는 일이 중요합니다. 동성애는 선천적인가, 후천적인가? 사실 양쪽 다 나름의 과학적인 근거를 제시하고 있습니다. 예를 들어, 유전적으로 다르게 태어난다는 연구도 있어요. DNA가 같은 일란성 쌍둥이에게 동성애 성향이 동시에 나타난 경우를 예로 들며, '선천적 요인'을 주장합니다.

 하지만 그 후 더 많은 표본으로 다시 연구했을 때는, 일란성 쌍둥이 중 한 명만 동성애자인 경우도 많았고, 일반적인 경우보다 특별히 높지도 않았다는 결과가 나왔습니다. 그래서 '후천적인 영향'이 더 크다는 이야기도 설득력을 얻었지요. 결국 동성애에 대한 과학적 연구 결과조차 서로 다른 결론을 내고 있습니다.

 과연 무엇이 진실일까요? 어떤 한 연구만 믿는 게 맞을까요? 그리고 꼭 그렇게 믿어야 할까요? 무엇보다 중요한 질문은 이거라고 생각합니다. 우리 아이들의 건강한 성과 사랑을 위한 교육을, 부모가 아닌, 의도를 가진 제3자들에게 전적으로 맡겨도 괜찮을까요?

저는 남미에서 2년 동안 살았던 경험이 있습니다. 그곳에서 동성애자 친구들도 만났고, 그들과 많은 이야기를 나눴습니다. 어떤 친구는 본인의 성적 지향이 선천적이라고 말했습니다. 반면, 아버지의 폭력이나 가정환경 때문에 후천적으로 남성을 혐오하게 되어 동성애자가 되었다는 친구도 있었습니다. 제가 그 경험을 통해 확신하게 된 한 가지 사실은, 분명히 후천적이고 환경적인 요인으로 인해 동성애자가 되는 경우가 존재한다는 점입니다. 그리고 선천적인 요인은… 사실 우리가 확신할 수 없습니다. 정말 모른다고 말하는 게 더 정확하다고 생각합니다.

물론 어떤 사람은 이렇게 말합니다.
"나는 어릴 때부터 남자(또는 여자)가 좋았어요." 하지만 그 기억만으로는 선천적이라고 단정할 수 없습니다. 그 성향이 어떤 영향으로부터 형성된 것인지 정확히 파악하기 어렵기 때문입니다. 그리고 과학적인 연구 결과들도 서로 상충하고 있어서, 명확하게 말하기 어려운 상황입니다. 그래서 저는 이렇게 생각합니다. 부모로서 우리가 해야 할 일은, 우리 아이들이 건강한 성과 사랑을 경험할 수 있도록 의미 있는 기준을 이야기해 주는 것입니다. 아이들이 자라면서 환경적인 영향으로 혼란을 겪지 않도록, 성적 정체성이 흔들리지 않도록, 건강한 환경을 만들어 주는 것이 중요합니다.

　남자와 여자는 태어날 때부터 생물학적으로 분명히 구분됩니다. 유전자 구조로 봐도, XX는 여자, XY는 남자입니다. (유전자 이상이나 매우 드문 예외적 사례는 여기서 제외합니다.)즉, 남성과 여성이라는 성별은 태어날 때부터 정해진 객관적인 사실입니다. 그런데 요즘은 이 분명한 생물학적 성에 '트랜스젠더', '젠더플루이드' 등과 같은 새로운 인위적인 젠더개념을 덧입히고 있습니다. 저는 이럴 때일수록 아이들이 혼란스럽지 않도록, 기본이 되는 '성별의 질서'를 잘 가르쳐 주는 것이 진짜 성교육이라고 생각합니다.

　요즘 외국에서는 아주 어린 아이들에게까지 동성애를 자연스럽고 일반적인 것처럼 보여 주는 경우가 많습니다. 소수자라고 말하지만, 이제는 더 이상 '소수'라고 하기 어려울 만큼 사회 전반에 걸쳐 당연한 것처럼 자리 잡아 가고 있습니다.

　심지어 이성애 이야기가 나올 때에도 꼭 함께 동성애를 보여 줍니다. 십 대 청소년 드라마 속에서도 어느 날 갑자기 동성 친구가

"사실 나 네가 좋아."라고 고백하고, 서로 사랑하는 관계로 발전하는 장면들이 종종 나옵니다. 아이들은 이런 장면들을 계속 보면서, 동성애를 매우 자연스럽고 흔한 일상으로 받아들이게 됩니다. 이 얼마나 무서운 일인가요? 그 시기, 아이들에게는 정말 소중한 '우정'이 있습니다. 서로 마음이 잘 맞고 깊이 이해해 주는 동성 친구와의 끈끈한 우정이죠. 그런데 요즘은 그런 우정조차도 "혹시 내가 이 친구를 사랑하나?"라는 혼란스러운 감정으로 바뀌곤 합니다. 아이들은 스스로의 감정에 혼란스러워하고, 정체성이 흔들리게 됩니다. 정말 이게 그냥 '그럴 수도 있는 일'일까요? 요즘 사회에서는 우리가 깨어 있는 사람, '지성인'으로 보이기 위해서는 이런 이야기를 할 때 꼭 이렇게 말해야 합니다:

"다양성은 존중되어야 해요."
"그 사람 자체를 있는 그대로 받아들여야 해요."
"누가 옳고 그르다고 말할 수는 없어요."

맞는 말처럼 들립니다. 어떤 주제에 대입해도 반박하기 어려운 말이죠. 하지만… 이런 말들이 '성별'이라는 본질적인 문제에도 똑같이 적용되는 것이 과연 맞는 걸까요? 우리가 살아가는 사회적 분위기, 아이들이 매일 접하는 교육, 매체들 속에서 아이들이 자신의 성 정체성에 혼란을 느끼게 된다면, 그건 괜찮은 일일까요?

그저 자연스러운 흐름이라고 여겨도 되는 걸까요? 서구에서는 미성년자의 성전환 수술을 합법화한 나라들도 있습니다. 심지어 이를 반대하는 부모의 경우, 양육권을 박탈당하기도 합니다. 어떻게 생각하시나요?

얼마 전 미국의 한 찜질방에서는 성전환 수술을 하지 않은 트랜스젠더 남성이 여자 탈의실에 들어왔고, "나는 여성이다"라고 주장했다고 합니다. 그런데 법적으로도 아무런 문제가 없었다고 합니다. 또 요즘 말하는 '젠더플루이드'— 상황에 따라 성별이 바뀐다고 주장하는 젠더—는 어떨까요? 지금은 여자라서 여탕에 들어가고, 잠시 후에는 남자라며 남탕에 들어가는 게 가능한 걸까요? 이미 여성 스포츠 종목에서는 트랜스젠더가 출전해 1등을 차지한 사례도 있습니다. 이런 흐름이 계속된다면, 정말 아이들에게 어떤 영향을 줄 수 있을까요? 요즘은 뭐든지 "그럴 수 있다"고 말하는 세상입니다. 하지만 모든 걸 그렇게 받아들인다면, 과연 윤리, 도덕, 정의 같은 인간의 기본적인 덕목들은 어떤 의미를 가지게 될까요? '사람으로서' 지켜야 할 가치조차도 무너지는 것 같아 안타깝습니다. 현재의 성 문화는 매우 폭력적입니다. 타고난 성별조차도 '개념'이라는 이름으로 바꾸려 하고, 아이들의 성적 정체성까지 무차별적으로 흔들고 있습니다. 물론, 우리는 동성애자든 누구든 사람 자체로서 존중받아야 한다고 믿습니다.

하지만 지금은, 소수의 권리가 다수의 권리를 억압하는 방향으로 흘러가고 있습니다. 우리가 당연하다고 여겨 왔던 가치들— 남녀의 사랑, 가정의 아름다움—은 존중받지 못하고, 오히려 말조차 꺼낼 수 없는 분위기 속에 놓여 있습니다. 혐오 표현을 막는다—표현만 보면 다당해 보입니다.

그런데 '혐오 표현'이라는 이름 아래, '이성애가 이상적이다'라는 말조차 혐오로 간주되는 사회가 되어 가고 있습니다. 실제로 그런 일이 일어나고 있고요. 생각을 표현할 자유가 억압된다면, 그것은 더 이상 진정한 자유가 아닙니다. 표현의 자유란, 다른 의견도 말할 수 있고, 내 생각을 숨기지 않아도 되는 사회여야 합니다. 지금처럼 모두가 하나의 의견만 말해야 한다고 강요하는 것은, 결국

폭력입니다. '포괄적 차별 금지법'이라는 그럴듯한 이름 아래, 젠더와 성적 지향에 대해 말조차 할 수 없게 되는 사회가 오고 있습니다. 우리는 지금, "남자와 여자가 만나 사랑하고, 가정을 이루는 것이 아름답다"고 말할 자유조차 빼앗기고 있는 현실에 살고 있습니다. 이럴 때일수록 우리는 목소리를 내야 합니다. 우리의 아이들을 생각할 때, 우리의 기준은 명확해야 합니다. 엄마로서, 아빠로서 할 수 있는 말은 분명합니다.

"있지, 너는 정말 소중한 존재야. 그리고 이 세상에 태어나는 모든 아이들도 그래. 그런데 그 모든 생명이 세상에 오기 위해서는 '남자'와 '여자'가 함께 필요하단다. 이건 아주 자연스러운 일이야. 그리고 그 아이가 자라면서 사랑받고 행복하려면, 엄마와 아빠의 사랑이 꼭 필요해. 이건 우리가 직접 느껴서 알고 있는 진실이지. 사람은 누구나 존중받아야 해. 하지만 존중이 곧 동의는 아니야. 모든 의견에 다 찬성하고 따라야 존중하는 건 아니거든.

예를 들어, 동성애가 선천적이라고 믿는 사람도 있고, 그렇지 않다고 보는 사람도 있어. 아직까지 확실히 밝혀진

건 없어. 엄마는 그런 주장이 과학적으로 믿을 만큼 명확하지 않다고 생각해.

그리고 환경의 영향으로 아이가 동성애를 경험하게 되는 것, 엄마는 그것이 아이에게 혼란을 줄 수 있기 때문에 마땅히 조심스럽고 신중하게 다뤄져야 한다고 믿어.

의학이 발달해서 호르몬 치료나 트랜스젠더 수술로 겉모습을 바꾸고, 마치 성별도 바꿀 수 있는 것처럼 보일 수 있어. 하지만 그렇다고 해서 성(性)을 선택할 수 있는 것처럼 말하는 데 엄마는 동의하기 어려워. 남자와 여자는 유전적으로 분명히 다르게 태어나고, 사람은 태어날 때부터 남자이거나 여자야.

물론 아주 드물게 그렇지 않은 경우도 있지만, 그건 예외적인 경우야. 예외를 일반처럼 받아들이면 오히려 혼란을 키울 수 있어. 요즘은 소수의 인권을 말하면서 다수의 생각이나 가치관이 억압당하는 일도 많아졌어. 만약 우리가 계속 입을 닫고 있다면, 우리가 자연스럽게 생각하는 것들을 표현하는 것이 불법이 될 수도 있어. 그래서 우리의 생각을 말할 수 있어야 해.

<남자와 여자가 만나 사랑하고 가정을 이루는 것, 남녀가 아이를 낳고 키우며 엄마 아빠가 되는 것이 아름답다>이렇게 이야기할 자유가 지켜져야 해. 엄마는, 너에게 그걸 꼭 전하고 싶어. 성과 사랑이라는 건, 어떤 방식이든 그 자체로 진지하게 고민되어야 할 주제니까. 우리, 함께 생각해 보자.

무엇이 '자연스러운 것'이고, 무엇이 '진짜 사랑'인지."

 지금 우리는 '다름'과 '존중'이라는 이름 아래, 무언가 중요한 것들을 놓치고 있는 건 아닐까요? 소수의 권리를 보호해야 한다는 주장 속에서 때로는 다수의 생각과 가치가 억압당하고, 말할 자유조차 잃어버리는 상황이 벌어지고 있습니다.

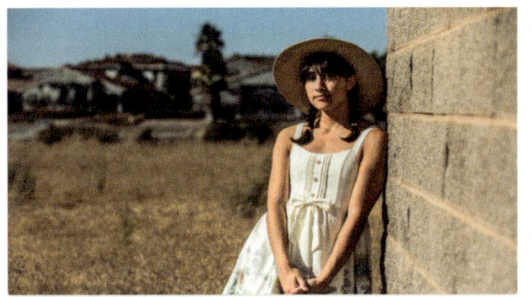

미국에 사는 소녀 클로이 콜은 15살 때 '젠더 긍정' 의료진에게서 가슴 제거 수술을 제안 받았고 이에 동의했다. 성전환 수술 결정은 그녀 스스로 내린 것이지만, 그 결정에 어른들이 상당한 영향을 끼친 것도 부인할 수 없는 사실이다.

콜은 사회적 성전환(학교와 가정에서 그녀가 결정한 젠더를 인정), 사춘기 차단제(성징 발현 억제) 그리고 성전환 수술 실행까지 일부 교직원과 의료 전문가 누구도 반대 의견을 거의 내놓지 않았다고 했다.

"그들은 사실상 우리 부모님을 속여서 성전환 수술을 허락하도록 부추겼다…그들은 '계속 딸로 살면 죽을 것이고, 아들로 살면 살 것이다'라며 인과 관계도 명확하지 않은 자살률 통계까지 갖고 와서 내 부모님을 협박했다."

"나는 수술 당시 겨우 15세였다. 사춘기 소녀에게 어른의 책임을 지게 하고 스스로의 운명 결정짓게 한다는 것은 매우 무책임한 일이다. 나는 그때 내가 내린 결정에 의해 미래의 내 아이들에게 모유를 먹일 수 없게 됐다."

"이런 수술이 그때의 나보다 더 어린아이들에게 추천되고 있다는 사실이 염려스럽다. 10세 미만 아이들도 이런 수술을 받기 시작했다."

[4]어떤 과정으로 사춘기 소녀에게 이런 일이 일어났는지, 서구의 영향을 받는 우리의 미래는 아닐지. 에포크타임스에서 이 사연 전체를 읽어 보시길 추천합니다.

아래 기사들은 젠더 교육이 아이들과 우리 사회에 어떤 영향을 미칠 수 있는지를 보여주는 실제 사례들입니다. 이 기사들을 보며 여러분은 어떤 생각이 드시나요?

지금 이 시대, 우리는 여전히 모든 것에 무조건 관용적인 태도를 유지하는 것이 바람직할까요? 아니면 사랑과 존중 안에서, 필요한 분별과 기준을 함께 세워야 할까요?

---

[4] "美 10대 트랜스젠더 "수술·후유증 끔찍…성전환 후회", 에포크타임스, https://www.epochtimes.kr/2022/09/630084.html

prayerherald.org · 미국 · 7세 · 아들 · 성전환 · 반대하는 · 아버지의 · 양육권 · 박탈

미국, 7세 아들 성전환 반대하는 아버지의 양육권 박탈 – The Pray...

2019.11.06. 미국, 7세 아들 성전환 반대하는 아버지의 양육권 박탈 - 이슈 미국에서 7세 아들의 성전환을 반대한 아빠에게 텍사스 주 달라스 법원이 아빠에게 **양육권을 박탈**하라는 판결을 내렸다고 라이프사이트뉴스가 최근 보도했다. 아버지 제프리

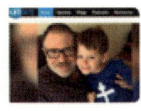

BBC 2023.07.07.

LGBT: 트랜스젠더 사이클 선수 나화린이 꿈꾸는 '명예로운 우승'

" 나 씨는 생물학적 남성으로 태어났지만, 여성으로 성을 전환한 트랜스젠더다. 트랜스젠더 선수가 국내 공식... 본인이 수술 사실을 알리지 않은 채 출전하는 게 가...

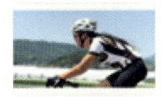

서울신문 2023.06.10 네이버뉴스

"수술안한 트랜스젠더도 여탕 출입"…美 한인 찜질방 논란

미국 워싱턴주에 위치한 여성전용 찜질방이 아직 성전환 수술을 하지 않은 트랜스젠더의 입장을 허용할 상황에 놓였다. 지난 9일(현지시간) 미국 뉴욕포스트 등 현

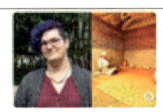

경향신문 PiCK 2023.07.11. 네이버뉴스

일 최고재판소 "수술 안 한 트랜스젠더, 여성 화장실 제한은 위법"

일본 대법원에 해당하는 최고재판소가 성전환 수술을 받지 않은 소속 트랜스젠더 직원의 여자 화장실 사용을 제한한 것은 위법이라고 판결했다. NHK 등에 따르면 경

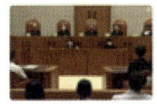

인사이트 2023.02.10.

라커룸에서 '남성 성기' 노출한 트랜스젠더 선수 때문에 충격받은...

지난 9일(현지 시간) 영국 매체 데일리메일은 펜실베니아 대학 소속 트랜스젠더 수영 선수 리아 토마스(Lia Thomas)의 성기를 직접 봤다는 수영 선수 라일리 게인...

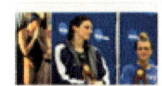

인사이트 2023.07.06.

성전환 후 여성 선수들 다 이기며 최강 파이터 된 트랜스젠더 격...

트랜스젠더 선수들이 여성 스포츠 경기에 참여해 기록을 휩쓰는 사례들이 논란이 되고 있다 성전환 수술 후... 있지 않은 것으로 전해진다 한편 지난 2021년에는 군...

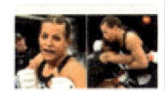

06

전 세계 성문화, 어디까지 왔을까?

글로벌 성 혁명의 흐름 속에서
우리 아이 지키기

성 문화에 대해 부모님들과 꼭 공유하고 싶은 내용이 있습니다. 저도 처음에 이 문제를 접했을 때 믿을 수가 없었습니다. 책과 자료들을 보고 지금 우리의 성 문화가 누군가가 의도한 방향으로 움직이고 있는 결과라는 것을 알았을 때 큰 충격을 받았습니다. 저는 오랫동안 성교육을 하고 있지만 가치적인 성교육에만 신경을 썼습니다. 그걸 통해 건강한 성 문화로 자연스럽게 바꿀 수 있다고 생각했습니다. 그런데 어느 날, 아이들이 보는 콘텐츠 속에서, 학교 교과 과정 속에서, 심지어 성교육 교재들 안에서 무언가 이상한 흐름이 보이기 시작했어요. 도대체 왜 이렇게 바뀌고 있을까? 이건 자연스러운 문화의 진화일까? 그때부터 자료를 찾아보기 시작했고, 그때 처음 '글로벌 성 혁명(Global Sexual Revolution)'이라는 개념을 접하게 됐습니다. 부모님들 성 혁명이라는 단어를 들어 보셨나요? 1960년대 이후, 전 세계적으로 성에 대한 가치관을 바꾸려는 흐름이 있었습니다.

"섹스는 사랑과 분리되어도 된다."
"성은 자유롭게 즐기는 것이다."
"성 정체성은 태어나는 것이 아니라 선택하는 것이다."
"성욕은 유아기부터 발달하는 자연스러운 것이다."

이런 주장들은 이론으로 시작되었지만, 이제는 현실의 교육으로 자리 잡고 있습니다. 얼마 전, 한 다큐멘터리(CGN TV 다큐)를 통해 저는 믿기 어려운 사실을 보게 되었습니다.

"독일에서는 지난 수십 년간 성 혁명을 체험하고 있습니다. 사람은 유아 때부터 자기의 성욕을 발견해야 한다고

---

5) 마지막 경고: 대한민국 성교육의 진실, CGN 다큐멘터리, https://www.youtube.com/watch?v=pyW8DktOCoU

가르칩니다. 오늘날 독일에서는 이 사상이 어린아이들에게 실현되고 있는데 그 예가 유치원에 애무하는 곳을 만들어 상대방의 몸을 탐구하고 자기 성욕을 발견하도록 하고 있다는 것입니다. 그런데 아이들에겐 이러한 욕구가 없음에도 이념가들에 의해 강제로 시행되고 있습니다." -로타르 가스만/ 저널리스트, 신학박사

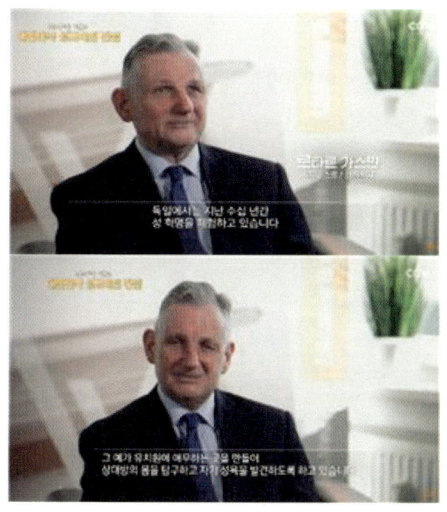

5) 부모님들 꼭 이 영상을 시청해 주시기를 바랍니다. 우리가 이 흐름을 막지 않으면 어떻게 될지 여실히 보여 주는 영상입니다.

저는 이 사실을 알았을 때 성교육을 해 온 사람으로서 큰 충격

과 자책감을 느꼈습니다. 그리고 부모님들에게 이 이야기를 꼭 전해야겠다고 결심했어요. 왜냐하면 지금 우리의 아이들, 그 '교육'의 흐름 속에 놓여 있기 때문입니다. 단순히 콘텐츠나 유튜브 속 이야기만이 아닙니다. 학교, 정책, 교재 속에도 그 흐름이 들어와 있습니다. 아래 여성 가족부에서 추천하는 도서에는 동성애를 노골적으로 묘사하고 괜찮다고 보여 줍니다.

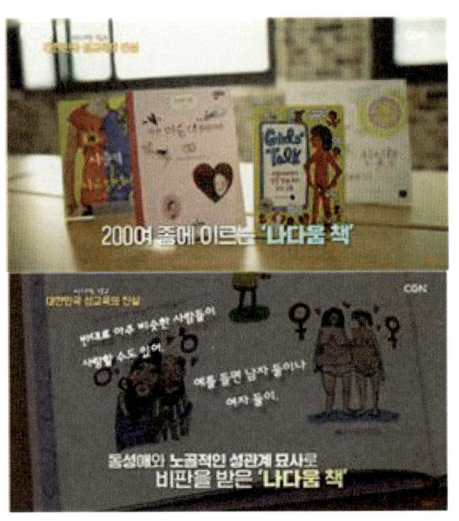

"반대로 아주 비슷한 사람들이 사랑할 수도 있어.
 예를 들면 남자 둘이나 여자 둘이."

표현만 보면 단순해 보일 수도 있어요. 하지만 이 메시지가 아이들에게 어떤 인식을 심고 있는지 곰곰이 생각해 보신 적 있으신가요? 우리는 지금 '다양성', '존중', '자기 결정권'이라는 이름 아래 어떤 성 가치관이 아이들에게 전달되고 있는지 정말 꼼꼼히 살펴봐야 할 시점에 와 있습니다.

"최근에 선생님이 [빛은 무지개]라는 영상을 보여 주셨는데 여자 둘이서 웨딩드레스를 입고 키스하고 하는 영상을 다 보고 나서……."

학교 수업 시간에 동성애에 대한 노골적인 영상을 보여주고 남자들끼리, 여자들끼리 손을 잡고 어떤 느낌이 드는지 적어 보라고 했다는 학부모의 인터뷰도 있습니다. 이게 단순히 다양성을 가르치는 걸까요? 아니면 특정한 방향성을 유도하는 걸까요? 성교육은 단순한 정보 전달이 아닙니다. 삶에 대한 가치관, 사랑과 성, 관계에 대한 이해, 나와 타인을 대하는 태도를 배우는 시간입니다. 그런데 지금의 성교육은 점점 더 조기 성애화(Early Sexualization)되고 있고, 남성과 여성의 존재 차이를 지우고, 가정의 소중함보다 개인의 욕망과 쾌락을 앞세우는 방향으로 흐르고 있습니다. 이

건 단순한 교육이 아니라, 문화 혁명, 정신의 방향 전환입니다. 아직 세상을 배워 가는 초등학생, 중학생 아이들에게 성별 정체성을 혼란스럽게 만드는 영상과 질문을 던지고, 이성애나 가정 중심의 가치에 대해서는 침묵하는 교육…. 이건 부모의 동의 없이 아이들에게 영향을 미치는, 명백한 '정신적 아동 학대'입니다.

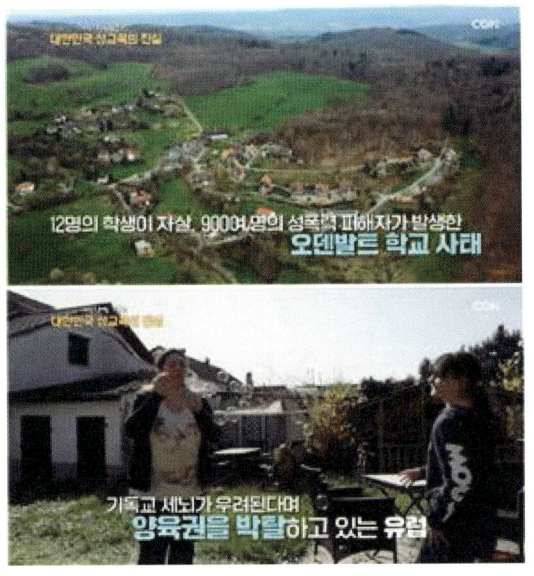

실제 이런 교육으로 인해 유럽에서는 가족 해체라는 엄청난 부작용을 겪고 있습니다. 위 사례에서도 전통적인 남녀의 관계를 지향하고 교육하는 일반 가정교육을 두고 기독교 세뇌가 우려된다

며 '양육권을 박탈'하는 사례도 일어났습니다. 너무나 충격적이지 않습니까? 우리와 먼 이야기일까요? 이 일을 겪은 부모들은 어떨까요? 그들도 현실에서 일어나리라 생각지 못했을 겁니다. 2022년에는 SB 107 법안이 통과되어 캘리포니아주를 성전환 치료를 원하는 미성년자들의 '피난처'로 지정하였습니다.

이 법안은 다른 주에서 성전환 치료를 금지하는 경우에도, 해당 미성년자와 가족이 캘리포니아주에서 이러한 치료를 받을 수 있도록 보호하는 내용을 담고 있습니다. 2023년, 캘리포니아주 의회는 AB 957 법안을 제안하였습니다. 이 법안은 양육권 및 방문권 결정을 내릴 때 부모가 자녀의 성 정체성을 지지하는지를 고려 요소 중 하나로 포함하도록 요구하는 내용이었습니다.

법안은 아이를 보호하고, 지지한다고 표현합니다. 이것이 진정한 보호이자 지지가 맞을까요? 아직 생각이 성숙하지 않은 아이들의 판단을 자유와 권리라는 이름으로 포장합니다. 사실은 자신들이 악랄한 아동 학대를 저지르면서 그 아이를 사랑하고 책임져야 하는 부모를 아동 학대자로 몰아 가정을 파괴하는 일이 벌어지고 있습니다.

이건 먼 나라 이야기가 아닙니다. 우리는 종종 이렇게 생각하죠. '그건 유럽이나 미국 이야기지.'

그러나 한국도 이미 이 흐름에 깊이 들어와 있습니다. 젠더 개념을 도입한 초등 교과서, 동성 결혼을 긍정적으로 묘사한 콘텐츠 사용, 부모 동의 없는 조기 성교육 확대, 스스로 성별을 선택하는 이야기 등 이러한 교육들을 부모가 아무 말 없이 넘기면 아이들은 이런 흐름을 '정답'이라 믿고 자라게 됩니다. 이건 단순히 동성애를 반대하거나 성 소수자를 혐오하자는 이야기가 절대 아닙니다. 이건 사랑과 책임, 성의 의미, 그리고 가정의 역할에 대해 우리가 다시 질문해야 할 시간이라는 말입니다. '글로벌 성 혁명'이라는 제목의 도서 내용을 소개하겠습니다.

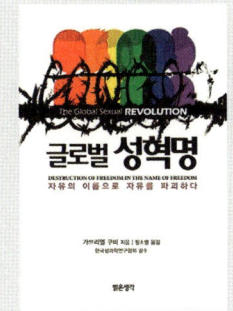

「독일의 사회학자인 가브리엘 쿠비는 오늘날 우리가 상대하고 있는 거대한 문화 전쟁이 단순한 우연도, 지나가는 유행도 아닌 성에 대한 인식을 근본적으로 바꿈으로써 인류와 사회에 근원적 변화를 일으키고자 하는 전 세계적 전략임을 보여 준다. 성 혁명으로 인한 사회의 변화를 피부로 경험한 그녀는 이 책에서 방대한 자료와 구체적 사례들을 바탕으로 문화 혁명을 주도하는 젠더 이데올로기의 기원과 그로 인한 수많은 악영향들에 대해 상세히 기술하고 있다. 또한 국제적으로 공유되는 언어적·지적·학술적 수단과 언론, 법률, 정책적 도구들을 사용하여 성 혁명을 주도하는 보이지 않는 손이 있음을 알려 준다.」

성 혁명의 초석으로 아동의 성애화를 추진하고 있는 포괄적 성교육(CSE) 프로그램은 유엔, 유네스코, 유럽연합(EU), 세계보건기구(WHO), 국제임신중절계획연맹(IPPF) 등이 추진하고 있는데 그 내용은 이렇습니다. 아래의 내용은 2022년 가정 평화 포럼에서 '글로벌 성 혁명과 성교육'이라는 주제로 가브리엘 쿠비 박사가 기조연설을 한 내용에서 발췌하였습니다.

미취학 연령의 아이들에게

- 4세 후부터 자위를 장려한다. 아이들은 기분이 좋은 것이 무엇인지 알기 위해 자신의 몸과 다른 아이들의 몸을 탐구하도록 배운다.
- 다양한 유형의 성적 지향(LGBTIQ)을 제시하고 이성애를 결혼과 가정을 구축하기 위한 최적의 선택으로 제시하는 것은 소수자의 인권 침해로 간주된다.

취학 연령 아이들에게

- 아이들은 피임 전문가가 되도록 훈련을 받는다.
- 피임 교육을 통해 '안전한 성관계'라는 거짓말을 교육한다.
- 임신을 성병과 같이 성관계를 통한 원치 않는 하나의 결과로 표현한다.

독일의 정부는 이제 결혼과 가족이라는 전통적인 구조에 남아 있는 것들마저 무너뜨리는 작업을 하고 있습니다.
LGTIQ- 운동에 수억 원의 세금을 지원하는 것

- 의사, 간호사, 조산사의 무제한 낙태 촉진 및 낙태에 대한 양심적 반대 중지
- 청소년을 위한 무료 낙태 화학 물질 제공
- 만 14세부터 단순 신고로 연 1회 성전환이 가능한 '자결법'
- 어떤 성별이든 두 명 이상의 사람이 소위 '책임 공동체'를 만들 수 있도록 허용함으로써 일부다처제를 합법화하는 것
- 동성애 부부를 위한 인공 번식 및 대리모 합법화
- 아이의 출생 서류에 두 어머니가 허용됨

피임, 낙태, 동성애, 아동 성애화 등으로 성과 생식력(생명)을 분리, 분열시켜 가족을 불안정하게 하고 출산율을 감소시킵니다. 생명이라는 가치, 도덕성을 상실한 성은 가족의 붕괴로 이어지고 있습니다. 가족이 무너지면 그 사회는 더 이상 존속할 수 없습니다. 정말 시급한 문제입니다. 더 심각한 것은 이런 교육을 아무런 제재 없이 학교에서 받은 아이들입니다. 이 시대에 태어난 아이들이 짊어져야 하는, 길을 잃어버린 성 문화의 무게를 생각합니다. 아이들은 얼마나 혼란스럽고 고통스러울까요?

우리는 부모로서 무엇을 해야 할까요?

[가브리엘 쿠비 박사의 제안 첨부]
– 학교장과 선생님들에게 찾아가서 부모의 권리를 존중하기를 기대한다는 것을 보여 주기
– 학교에서 하는 성교육 자료를 보여 달라고 명시적으로 요청하고, 학교에서 성교육을 실시할 기관에 대한 정보를 취득하기
– 성교육에 학교 정규 교사들이 참여할 것을 요구하기
– 다른 부모들에게 성교육의 내용을 알리기
– 지원 그룹 형성하기
– 정치인들에게 알리고 그들을 압박하기

정말 심각한 이야기입니다. 앞으로 가야 할 길이 쉽지 않겠지만 아이들을 위해 우리가 함께 건강한 성문화를 만들어 가야만 합니다.

07

진실한 성과 사랑의 [문화대국]

내가 원하는 우리나라

여러분도 보신 적이 있으실 겁니다. 백범 김구 선생의 '내가 원하는 우리나라'라는 글입니다. 저는 아이들이 이런 나라에서 살기를 바랍니다. '나는 우리나라가 세계에서 가장 아름다운 나라가 되기를 원한다. 가장 부강한 나라가 되기를 원하는 것은 아니다. 내가 남의 침략에 가슴 아팠으니, 내 나라가 남을 침략하는 것을 원치 아니한다. 우리의 부력은 우리의 생활을 풍족히 할 만하고, 우리의 강력은 남의 침략을 막을 만하면 족하다. 오직 한없이 가지고 싶은 것은 높은 문화의 힘이다. 문화의 힘은 우리 자신을 행복 되게 하고, 나아가서는 남에게 행복을 주기 때문이다.'

참으로 멋진 말씀입니다.

김구 선생님의 철학에 전적으로 공감합니다. 문화대국! 이 얼마나 고귀한 꿈입니까. 문화란 정말로 엄청난 힘을 지닌 존재입니다. 특히 지금처럼 전 세계가 문화를 공유하고 향유하는 시대에는, 한국의 드라마, 음악 등 이른바 '한류'가 세계적인 위상을 떨치는 것을 보며 참으로 뿌듯함을 느낍니다. 문화는 인종, 국가, 종교, 언어의 벽을 뛰어넘어 마음과 마음을 연결하는 다리가 될 수 있습니다. 사람을 웃게 하고, 울게 하고, 움직이게 하는 힘. 저는 이 모든 한류 문화의 바탕에 반드시 보존되어야 할, 가장 소중한 뿌리가 있다고 생각합니다.

제가 진심으로 소망하는 그것은 바로—
[참된 성과 사랑의 문화]입니다.

한국은 '정'이라는 말로 대표되는 무형의 아름다운 문화를 간직하고 있습니다. 비록 그 의미가 오늘날 많이 희미해졌지만, 여전히 우리 마음속에는 사람과 사람 사이의 따뜻함과 끈끈함을 그리워하고 있습니다. 성과 사랑도 마찬가지입니다. 남녀의 사랑이 바르게 지켜지는 사회, 서로에 대한 책임과 존중이 살아 숨 쉬는 관계. 그런 건강하고 따뜻한 문화 속에서 아이들이 자라나기를 간절히 바랍니다. 사람과 사람 사이가 가장 멋지고 따뜻한 나라, 사랑의 약속이 소중히 지켜지는 대한민국을 꿈꿉니다.

우리 모두가,
사람과 사람 사이에 신뢰를 지키기를 바랍니다.
사람과 사람 사이에 믿음을 지키기를 바랍니다.
사람과 사람 사이에 사랑을 지키기를 바랍니다.

모든 관계의 뿌리에는 올바른 사랑이 자리 잡아야 합니다. 그렇지 않다면 삶은 외롭고 공허할 수밖에 없습니다. 해외에서 국위를 선양하는 한국의 예술가들을 보면 참 자랑스럽고 든든합니다. 그러면서도 한편으로는 이런 바람이 절실히 듭니다. 그들이 단지 무대 위의 노래, 춤, 연기만이 아니라, 그들의 삶 속에서도 '사람과 사람 사이의 관계'를 귀히 여기고 지켜 나갈 줄 아는, 진정한 문화인의 모습이기를 말입니다. 특히, 10대들의 우상인 그들이 단지 무대 위의 '스타'가 아니라, 삶의 방향을 제시할 수 있는 진정한 '삶의 우상'이 될 수 있었으면 합니다. 돈과 권력의 노예가 되지 않기를, 순간의 쾌락이나 좌절 속에서 길을 잃고 허우적대지 않기를 바랍니다. 무엇보다 사람에 대한 믿음을 잃지 않기를 간절히 바랍니다. 그리고 사람과 사람 사이가 가진 의미, 그 깊은 가치를 이해하며 살아가기를 바랍니다. 저는 우리나라가 세계 어느 나라보다 '사람이 사람답게 사는 곳'이 되기를 소망합니다. 서로를 향한 감사와 따뜻함이 자연스레 묻어나는 사회, 사람과 사람 사이의 관계 속에 행복과 신뢰가 스며드는 나라. 그런 참된 성과 사랑의 문화대국이 되기를 진심으로 바랍니다.

아이들이 행복한 세상은 어떤 모습일까?

저는 아이들이 정말 행복한 세상이란 어떤 모습일까, 늘 고민하고 상상합니다. 그 상상은 언제나 제 어린 시절의 기억에서부터 시작됩니다. 저는 태어날 때부터 할머니와 함께 살았습니다. 부모님은 결혼 후, 할머니와 함께 단칸방에서 삶을 시작하셨다고 합니다.

그 시절의 이야기를 들을 때마다, 젊은 날의 엄마가 감당했을 어려움이 떠올라 가슴이 저릿해집니다. 하지만 5살의 어린 저에게 식당에서 새벽부터 저녁 늦게까지 일하시는 부모님을 대신해 식당 한켠에 있는 조그마한 방에 언제나 함께 계시던 할머니는 제게 큰 위안이자 존재 그 자체로 힘이 되어 주셨습니다. 어린 저로서는 '어른이 있다'는 사실만으로도 마음이 놓였던 것 같습니다. 어릴 적부터 저는 3대가 함께 사는 가정이 이상적인 모델이다. 라는 말을 들으며 자랐습니다. 그때는 그냥 당연히 들었지만, 나이가 들고 직접 아이를 키워 보니 그 말이 얼마나 깊은 의미를 담고 있었는지 깨닫게 되었습니다. 그냥 어릴 때부터 듣고 자라서 몰랐는데 살아 볼수록 너무 멋진 말이더라고요. 그리고 그렇게 꼭 살아 보고 싶다는 생각을 했어요. 대략 이런 느낌의 말이었어요.

- 부모는 과거를, 부부는 현재를 자녀는 미래를 대표하는 존재이다.
- 3대가 산다는 것은 과거 현재 미래가 한자리에서 연결되는 것이다.
- 부모를 사랑함으로써 과거를 사랑할 수 있고, 상대를 사랑함으로써 현실을 사랑할 수 있고, 자녀를 사랑함으로써 미래를 사랑할 수 있다.
- 3대의 사랑이 함께 하는 자리는 어떤 어려움에도 흔들리지 않는 곳이다.
- 조부모의 사랑은 가장 큰 사랑. 하나님의 사랑과 같다.(종교를 떠나서도 현실을 뛰어넘는 무조건적이고 가장 깊은 차원의 사랑이다.)

아이를 키우면서 저는 이 생각이 너무 멋지다고 생각하게 되었습니다. 현실을 살아가는 부모는 종종 이상적인 사랑을 충분히 전하지 못하는 것 같습니다. 현실의 무게에 짓눌려, 때로는 사랑을 온전히 표현하기보다 자신의 감정에 휘둘리며 대하기도 합니다. 부모의 사랑은 아직도 배우고 성장해야 할 사랑이라고 느껴집니다.

반면, 조부모의 사랑은 전혀 다르게 다가옵니다. 삶의 풍파를 지나온 이들이 주는 사랑은 이미 여러 한계를 넘어선 너그럽고도 깊은 사랑입니다. '넉넉한 사랑', '지켜 주는 사랑'—그것이 바로 할머니, 할아버지가 가진 사랑입니다. 물론 현실에는 그렇지 않은 가정도 있습니다. 그 상처 위에 우리가 살아가고 있다는 것도 잘 알고 있습니다. 그럼에도 저는 3대가 함께 사는 가정이 지금 우리 사회의 많은 문제를 해결할 수 있는 가장 따뜻한 해법 중 하나라고 믿습니다.

우리의 부모 세대인 어르신들이 외롭게 방치되거나, 사랑받지 못한 채 생을 마감하는 일. 부모 없이, 사랑 없이 자라는 아이들이 겪는 외로움. 이 모든 문제는 서로가 연결되고, 그 사이로 사랑이 흐르게 될 때 달라질 수 있습니다. 3대가 함께 사는 삶은 때로 불편하고 버거울 수도 있습니다. 그러나 그 안에는 '서로의 사랑'이라는 강한 지지대가 존재합니다. 그 사랑은 현실의 무게를 이겨내게 해 주는 놀라운 힘이 있습니다.

아이들은 언제나 어른의 사랑을 필요로 합니다. 현재를 사는 부모는 아이를 사랑하지만, 현실 속에서 그 사랑을 충분히 전달하지 못한다고 느낄 때가 많습니다. 그럴 때 조부모는 그 부족함을 채워 줄 수 있는 너그러운 사랑을 가지고 있습니다. 아이들은 그 사랑을 고스란히 받아들이고, 자신만의 방식으로 다시 사랑을 표현합니다. 할머니, 할아버지는 손주들을 통해 그 사랑을 다시 받습니다. 사랑이 흐르는 가정. 3대가 서로를 지지하는 가정. 그 속에 아이들이 자란다면, 우리가 꿈꾸는 '아이들이 진정으로 행복한 세상'에 한 걸음 더 가까워질 수 있다고 저는 믿습니다.

그리고 저는, 아이는 엄마, 아빠가 키워야 한다고 생각합니다. 물론 현실은 어려운 것은 알고 있습니다. '누가 애들을 남의 손에 맡기고 싶어 하냐', '돈을 벌어야 하니 어쩔 수 없다'는 말에도 공감합니다. 하지만 그렇기 때문에, 우리는 아이가 가장 필요한 시기에 부모 곁에 있을 수 있도록 '시간을 지원'해야 한다고 믿습니다. 특히 아이가 최소한 두 돌이 될 때까지, 좋고 싫음을 표현할 수 있을 정도의 나이가 될 때까지는 엄마 아빠가 아이 곁에 머물 수 있도록, 사회가 함께 도와줘야 합니다. 아이는 생애 가장 처음 겪는 그 시간들, 기억하지 못하는 그 '느낌'과 '감정'으로 세상을 살아갑니다. 특히 아플 때, 속상할 때, 낯선 세상이 무서울 때…

그럴 때 엄마 아빠의 품에서 따뜻하게 쉴 수 있어야 합니다. 그 시간을 채워 주는 것은 단지 부모의 역할이 아니라, 우리 모두가 함께 지켜야 할 아이의 권리라고 저는 생각합니다. 저는 어린 시절부터 할머니, 할아버지 세대를 보면 늘 저희 할머니가 떠올라 가깝게 느껴졌습니다. 부모님 세대를 보면 저희 부모님 같아 마음이 가고, 도움이 되고 싶었습니다.

지금은 제 아이를 키우는 부모의 입장이 되다 보니, 거리에서 마주치는 모든 아이들이 사랑스럽고, 더 이해하고 싶어집니다. 좋은 세상을 꼭 만들어야겠다는 마음이 강하게 듭니다. 좀 더 좋은 세상, 따뜻한 세상을 만드는 가장 근본적인 길은 가정이 지켜지는 것이라고 믿습니다.

세상 속에 우리는, 모두 누군가의
소중한 손자, 손녀이고
소중한 아들이며 딸이며
또 소중한 아이의 부모입니다.

그렇게 우리는 모두 가족입니다.
모두가 나처럼, 나의 가족처럼
누군가에게는 소중한 존재입니다.

그래서 그 누구도 함부로 해서는 안 됩니다.
우리는 서로를 돕고, 지켜 주고, 아끼며 살아가야 합니다.

가정이 지켜질 때,
사람이 지켜지고,
사랑이 지켜지고,
세상이 따뜻해집니다.

에필로그

나의 길은 내가 선택한다.

∴

아이들에게 해 주고 싶은 이야기가 있습니다.

"넌 세상에서 가장 특별하고, 소중한 아이야. 세상 어떤 것도, 누구도 너에게 생각을 강요할 수는 없단다.
네가 스스로 선택하기 전까지는 말이야.
그러니까 어떤 일이든 마음을 열고 보고, 듣고, 경험하면서 더 많이 생각하고 고민해 보길 바란다.
그렇게 너의 길은 네가 선택하길 바란다. 스스로 선택한 인생, 너의 삶의 온전한 주인이 되기를 바란다."

육아는 엄청난 경험입니다.

네. 출산 장려를 위해 쓴 말이 맞습니다.

이 경험을 혼자 하기에는 아까우니까요. 겪어 보지 않고서는 도저히 상상도 할 수 없는 경험이니까요. 정말 미치도록 힘든데 미치도록 귀엽고 예쁘고 사랑스러운 존재. 이 존재를 위해서라면 1초의 망설임도 없이 당연히 나의 모든 것을 내어놓을 수 있다니. 내가 그런 사람이 되었다니. 아니 그런 사람이었다니.

우리 모두가 가지고 있을 그 근본적인 사랑의 욕구가 너무나 신비로웠습니다. 처음부터 그랬던 건 아닌 것 같습니다. 처음에는 막연한 느낌이 점점 아이들과 함께 경험하면서 엄마로서 점점 성장하는 기분입니다. 아이들이 아직은 많이 어린데 이런 경험을 하고 성장하고 있는 나 자신을 보면 앞으로 어떤 일들이 올지 아이와 내가 어떻게 성장을 할지 기대되고 물론 걱정도 됩니다.

30년 이상 쓴 꽤 오래된 몸에서 완전 새삥이 나왔습니다. '대박이다!' 정말 어마어마한 선물이었습니다. 완전히 새로운 존재 앞에서 나라는 사람이 180도 달라지는 경험을 했습니다. 30년을 살면서 너무 좋은 사람들을 많이 만났고 내가 하고 싶은 일도 하면서 좋은 경험들을 했습니다. 그런데 어느 순간 세상에 새로울 게 없고 20대까지만 해도 느껴지던 인생에 대한 설렘이 없어졌어요. 경쟁이나 성취에 대한 욕구가 원래부터 크게 없었기 때문에 그런 것도 있었던 것 같아요. 내가 가진 것에 만족했습니다. 좋은 쪽으로 생각하면 좋은 상태지만 뭘 해도 그 전처럼 신기하지 않은 것 같고, 않을 것 같았어요. 나의 일을 너무 좋아하고 보람도 느끼고 심지어 가슴속에 사명감도 있었지만 그럼에도 불구하고 뭔가… 그 설렘이 예전 같지 않았습니다.

아이가 생기고 나서 다시 완전히 새로운 인생이 시작됐습니다. 살면서 '이렇게 힘들 수가 있나…?' 싶을 정도로 임신과 출산은 몸도, 마음도 바닥까지 끌어내렸습니다. 산후우울증도 찾아왔습니다. 그런데요. 그럼에도 불구하고 아이의 눈을 통해 보는 세상은 그 전과는 완전히 다른 세상이 됩니다. 자기 손을 신기하게 보는 아이를 보며 신기하고, 파리 한 마리를 세상에 다시 없을 존재로 보는 아이를 위해 파리 죽이는 걸 보류합니다. 풀도, 곤충도, 동물도, 산도, 바다도 모든 것이 새롭습니다. 그 모든 것을 처음으로 보고 느끼는 아이의 마음에 동화되는 내가 너무나 신기합니다.

첫째 때도 그렇지만 둘째 때는 또 새로운 게 보여서 더 신기합니다. 내게서 나온 두 존재가 너무나도 달라서 신비롭고 재미있습니다. 물론 이 시점에서도 미쳐 버릴 것 같은 일들이 많습니다. 여자인 엄마가 아들들을 키운다는 것은 보통 일이 아니더라고요. "엄마, 로봇으로 싸우자~" 하는 아이에게 장난감으로조차 싸우기 싫은 저는 그만하자고 말합니다. 그러면 아이는 삐집니다.

"엄마는 안 놀아 줘…"

속상한 표정. 다른 놀이를 제안해도 싸움이 제일 재미있다며 안 한다는 아이. 속상한 눈빛을 보면 마음이 쓰입니다. 형제의 난은 어떻게 해결해야 하나… 소리 지르고, 설명하다 보면 나중에 애들 사춘기 때 몸싸움하면 어떡하지? 싶어 등에 식은땀이 흐릅니다.

남녀가 사랑을 할 때 더 좋은 사람, 더 나은 사람이 되고 싶다는 생각을 했지만 아이를 키우면서 더 좋은 엄마가 되고 싶다는 욕구에 비하면 새 발의 피라고 생각합니다. 아이를 키워 본 부모가 세상을 바꾸고자 하는 소망이 가장 크다고, 우리가 원하는 세상으로 나아가기 위해 이제는 행동하는 부모가 되어야 한다고 믿습니다. 저도 이제 막 시작했습니다. 우리 아이들이 살아갈 세상을 더 나은 세상으로 만들어 가려는 의지를 가지고 하루하루 노력하기를 바랍니다.

저부터가 그런 사람이 되고 싶습니다. 사실 저는 성교육을 하면서 늘 그런 생각을 해 왔지만, 아이를 낳기 전과 후의 간절함은 정말 비교할 수 없습니다. 지금 우리 아이들이 마주할 성 문화는 우리 세대가 자라 온 환경보다 훨씬 더 자극적이고 문란합니다. 생각만 해도 정신이 번쩍 드는 현실입니다.

우리는 지금,

우리가 꿈꾸는 영원한 사랑으로 가는 길 위에 있습니다.
매일매일, 그 완벽한 과정 중에 서 있습니다.
그래서 저는 결심했습니다.
내가 선택한 이 길위에서
지금, 이 순간의 행복을 누리기로.
언젠가 무언가 이뤄졌을 때
행복해질 거라는 생각은 잠시 미루고,
지금 내가 사랑하는 존재들을 위해
오늘 행복하기로 마음먹었습니다.

그러고 나니 기분이 정말 좋아졌습니다. 지금 행복하기로 결정해 보세요. 왜냐하면 우리는 그 행복으로 가는 과정 속에 있는데 행복하지 못할 이유가 뭐가 있을까요? 물론 여러 가지가 있겠죠. 그래도 기왕이면 지금 행복해지려고 노력해 보자는 겁니다. 이제 6살, 9살이 된 아이를 키우면서 이미 아이들이 평생 할 효도를 다 했다는 생각이 들었습니다. 나를 세상에서 가장 사랑하는 아이가 우주 같은 깊은 눈으로, 미소로 나를 바라보며 "엄마가 제일 좋아, 사랑해." 라고 순간순간 말로 표현을 할 때, 세상에서 받을 수 있는 최고의 사랑을 받은 기분이 들었습니다.

사랑으로 충만한 그 기분.
그 소중한 시간들이 지나가고 있다고 생각하니 너무 아쉽고 아까웠습니다. 어떤 경험으로도 대신 할 수 없는 그 경험들이 차곡차곡 쌓여 갑니다. 저는 이제 행복을 미루지 않기로 했습니다. 완전히 바뀌진 않겠지만, 그러려고 합니다.

함께하실래요?
우리는 우리 아들, 딸들의 엄마, 아빠라는 이름의 가장 소중한 사람입니다. 한 번 사는 인생, 최고의 나로, 최고의 엄마 아빠로 찐~ 하게 제대로 살아 볼까요?
우리 함께 파이팅입니다!
아이들이 행복한 세상을 위해
언제나 함께 하겠습니다.

세상의 모든 엄마 아빠에게,
그리고 예비 엄마 아빠에게,

성교육 보자기 이보경 드림

세상은 내가 다가가는
방식 그대로 돌아온다.

삶을 무거운 짐처럼 어깨에 메고 있다면
삶은 그대에게 짐이 될 것이오.

삶을 하나의 축복,
내가 경험해야 할 신비로 받아들인다면
삶은 그렇게 응답 할 것이다.

-작가미상-

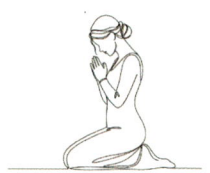